Aluminium

Eine verkannte Gefahr für die Gesundheit

Daniel Trappitsch (Hrsg.)

Aluminium

Eine verkannte Gefahr für die Gesundheit

Erste Auflage

Verlag Netzwerk Impfentscheid

Ein Buch aus der Kleinbuchreihe Impfen
www.kleinbuchreihe-impfen.eu

Bemerkungen:

Dieses Buch soll Grundlagen zur Entscheidungsfindung bezüglich der Impffrage vermitteln. Sie beruhen auf dem Wissen und der persönlichen Erfahrung der Autoren und sind kein Ersatz für eine persönliche Beratung.

Weder Autor noch Verlag sind für irgendwelche medizinischen Forderungen verantwortlich, die sich auf das präsentierte Material beziehen.

1. Auflage 2015

ISBN 978-3-905353-71-6

Cover: Netzwerk Impfentscheid
Coverbild: © peshkov - Fotolia.com und wikipedia.org

Verlag Netzwerk Impfentscheid
Wetti 41, CH-9470 Buchs, www.impfentscheid.ch
E-Mail: info@impfentscheid.ch, Tel. + 41 (0)81 633 122 6

Satz: DTP im Verlag – Printed in Austria

Inhalt

Vorwort

Wer den Beipackzettel einer Impfung studiert, wird schnell erkennen, dass Impfungen auch Nebenwirkungen haben. Diese Nebenwirkungen sind, entgegen einer Aussage von Prof. Heininger, keine Deklaration aufgrund des Wunsches der Allgemeinheit[1], sondern das, was von einem ‚Streichkonzert' der Hersteller nach erfolgten Studien übrig geblieben ist. Das heisst, die aufgeführten Nebenwirkungen mussten, um den Hersteller rechtlich abzusichern, im Beipackzettel erwähnt werden. Es muss jedoch wie immer davon ausgegangen werden, dass es bei Impfungen wesentlich mehr Nebenwirkungen als die ausgewiesen gibt.

Es stellt sich die Frage, wodurch diese Nebenwirkungen ausgelöst werden. Im Verdacht stehen hier in erster Linie die Inhaltsstoffe der Impfungen, welche mitunter hochgiftig sind.

Aluminium steht diesbezüglich ganz vorne in der Reihe. Vor allem der neuartige Aluminiuminhaltsstoff in den HPV-Impfungen muss es ganz besonders in sich haben. Aber auch die in den meisten anderen Impfstoffen verwendeten Aluminiumverbindungen, welche man gemäss ‚Impfplan' bereits zweimonatigen Säuglingen unter die Haut spritzt, stehen im Verdacht, leichte bis schwere Schädigungen auszulösen.

Die Gesundheitsbehörden aller Länder blocken bei kritischen Fragen bezüglich des Aluminiums seit vielen Jahren ab. Es wird immer wieder behauptet, dass dieses ja so breit und erfolgreich und ohne nennenswerte Nebenwirkungen eingesetzt werde, so dass keine weiteren Schritte nötig seien. Diese Aussage basiert je-

---

[1] www.gesundes-kind.de

doch nicht auf unabhängigen Studien, sondern auf der Ignoranz der Mehrheit der impfenden Ärzte und allen Behörden, denen der Schutz der Hersteller wichtiger ist, als der Schutz der Gesundheit der Bevölkerung.

In jedem anderen Bereich, in welchem ähnliche Beobachtungen betreffend mutmasslichen Nebenwirkungen und Schäden festgestellt würden, wären die Behörden längst eingeschritten und hätten vorsichtshalber, bis die Unbedenklichkeit bewiesen wäre, das Produkt vom Markt genommen. Bei den Impfungen ist dies nicht der Fall. Warum bloss?

Naturheilmittel müssen heute umfangreiche Studien durchlaufen, um überhaupt zugelassen zu werden. Dabei lebt der Mensch seit Jahrtausenden mit diesen Naturheilmitteln und verwendet diese seit jeher. Den Menschen gibt es aber immer noch. Seit die Schulmedizin, und allem voran das Impfen, die "Heilungshoheit" übernommen und "Präventionsmassstäbe" gesetzt haben, gehen die akuten Krankheiten zwar zurück, die chronischen Erkrankungen steigen jedoch massiv an. So werden schon heute von den Gesundheitsbehörden Konzepte ausgearbeitet, um diese teure und aufwendige Entwicklung wenn möglich einzudämmen[2]. Bisher und auch in naher Zukunft sind diese Konzepte aber erfolglos. Denn so lassen sich die Kosten nicht eindämmen: Impfungen und ihre Aluminiumhilfsstoffe als eine mögliche Ursache von chronischen Krankheiten zu untersuchen, wird vorgängig kategorisch ausgeschlossen. Man verschliesst die Augen. Würde ein Kriminalbeamter bei der Suche nach einem möglichen Täter so dilettantisch arbeiten, entliesse man ihn auf der Stelle. Bei den Gesundheitsbehörden, besser Krankheitsbehörden, ist dieses Vorgehen gängige

---

[2] http://www.bag.admin.ch/gesundheit2020/index.html?lang=de

Praxis. Es wird etwas in Schutz genommen, was seit dem ersten Einsatz hinterfragt werden müsste: Aluminium als Impfungzusatzstoff.

Um hier in irgendeiner Form Gegensteuer zu geben, hat sich das wissenschaftliche Team des Netzwerk Impfentscheid daran gemacht, alle bis circa November 2014 verfügbaren Studien betreffend Aluminium und dessen Sicherheit zu analysieren. Daraus entstand ein Bericht, welcher an Medien, Politiker und auch der breiten Öffentlichkeit zur Verfügung gestellt wurde.

Dieses Kleinbuch soll in einer einfachen Form, analog den bisherigen und noch folgenden Kleinbüchern, interessierten Lesern den Zugang zum komplementären und unabhängigen Wissen bezüglich des Aluminiums eröffnen. Dieser Prozess der Wissensvermittlung ist weiterhin im Gange, da im Gebiet des Aluminiums einiges in Arbeit ist: So soll das Aluminium in den Deos verboten werden[3]. Auch ein Verbot von Aluminium in Kosmetika ist ein Thema[4]. Es wird gewarnt vor den Aluminiumverbindungen in verschiedenen anderen Produkten. Jedoch wird dabei immer das Aluminium aus Impfungen, welches im Gegensatz zum auf die Haut aufgetragenen Aluminium (Resorption von ca. 0.1-1%), zu 100% in den Organismus eindringt von grösserer Bedeutung ist. Aluminium ist eine neurotoxische Substanz, das steht fest und dies wird auch nicht bestritten. Dass aber die aluminiumhaltigen Impfungen kein Problem sein sollen[5] und Aluminium als ungefährlich dargestellt wird, lässt sich nicht nachvollziehen.

---

[3] http://www.20min.ch/schweiz/news/story/Giftstoff-in-Deos---Bund-prueft-Alu-Verbot-23225002
[4] http://www.zentrum-der-gesundheit.de/aluminium-im-deo-ia.html
[5] http://www.ages.at/ages/ernaehrungssicherheit/rueckstaende-kontaminanten/metalle/aluminium/aluminium-in-arzneimitteln/aluminium-und-arzneimittel/

Aber lesen sie selber, was in der unabhängigen Wissenschaft zum Thema Aluminium, dessen Verbindungen und dem Impfen bekannt ist. Entscheiden Sie selber, ob Sie nun vollständig auf Aluminium verzichten wollen, oder nicht. Sie tragen immer die Verantwortung und die möglichen Folgen.

Daniel Trappitsch, im Februar 2014

Fussnoten und Quellen

In diesem Kleinbuch wurde bewusst auf die Angaben von Quellen mittels Fussnoten verzichten. Denn die Original-Arbeit enthält einiges über 400 solcher Verweise. Dieses Kleinbuch wäre 20 Seiten dicker geworden, damit hätten sich natürlich auch die Kosten erhöht. Darauf haben wir verzichtet.

Sie können sich die wissenschaftliche Arbeit jedoch auch von der Website des Netzwerkes herunterladen. Dies unter folgendem Link:

http://impfentscheid.ch/downloads/aluminium/

Somit kommen auch wissenschaftlich versierte und interessierte Menschen zu den Quellen für die einzelnen Aussagen.

Danke für ihr Verständnis.

Einführung

Dieser Bericht wurde als Reaktion auf den von der Nationalen Akademie der Medizin (ANM) verfassten Artikel „Die Impfstoff-Hilfsstoffe: Was gibt es Neues im 2012?" erstellt. Als Antwort auf diesen Artikel verfasste bereits der französische Verein E3M eine Stellungnahme "Die Impfstoffe-Hilfsstoffe: Welche Aktualitäten gibt es?". Für alle kritischen Anmerkungen zum Artikel der ANM verweisen wir auf diese Stellungnahme.

Dieser Ihnen vorliegende Bericht befasst sich mit dem Stand der unabhängigen Forschung über Aluminium. Ein besonderes Augenmerk gilt denjenigen Aluminiumverbindungen, welche als Hilfsstoff in Impfungen verwendet werden.

Eine kleine erste Übersicht zum Problem des Aluminiums in Impfstoffen liefert eine Zusammenfassung des *Current Medicinal Chemistry* von 2011:

> *Wie experimentell gezeigt wurde, ist Aluminium ein Nervengift. Trotzdem ist es der meist angewandte Hilfsstoff in Impfungen. Obwohl Aluminiumhilfsstoffe seit fast 90 Jahren in Impfungen verwendet werden, versteht die Ärzteschaft immer noch sehr wenig über ihre Wirkungsmechanismen. Ebenso besteht ein besorgniserregender Mangel an Daten betreffend Giftigkeit und Wirksamkeit von Aluminium in Impfungen. Offenbar wird allgemein akzeptiert, dass Aluminium in Impfstoffen sicher sei. Die experimentelle Forschung zeigt jedoch eindeutig, dass die Aluminiumhilfsstoffe beim Menschen ein Risiko für schwere immunologische Erkrankungen mit sich bringen können. Das Aluminium, insbesondere als Hilfsstoff,*

birgt ein Risiko für Autoimmunerkrankungen und Gehirnentzündungen mit neurologischen Langzeitkomplikationen und kann somit schwerwiegende negative Auswirkungen auf die Gesundheit haben. Gemäss unserer Meinung wird die Wirksamkeit der Impfstoffe übertrieben und die Gefahr der Nebenwirkungen wird unterschätzt. Ebenso wurde von der wissenschaftlichen und medizinischen Gemeinschaft die Wirksamkeit von Impfungen nie konsequent untersucht.

Aluminium-Quellen

Heutzutage ist der Mensch zahlreichen Aluminium-Quellen ausgesetzt: Antitranspirantien (sie werden übrigens verdächtigt, bei der Entwicklung der Alzheimererkankung und der Entstehung von Brustkrebs ursächlich beteiligt zu sein), Kosmetika, Zahnpasten, Sonnencremes... Aber vor allem Medikamente wie Antazida, aber auch Säuglingsnahrung, Trinkwasser, Lebensmittelzusatzstoffe, Verpackungsmaterialien, Küchengeräte, usw. sind Lieferanten von Aluminium. Die Europäische Behörde für Lebensmittelsicherheit hat eine tolerierbare wöchentliche Aufnahmemenge (TWI) von 1 mg Aluminium pro kg Körpergewicht festgelegt. Der TWI-Wert gilt jedoch nicht für Säuglinge im Alter bis zu 12 Wochen (erster Impftermin nach Impfplan ist dann bereits vorbei). Bei Säuglingen liegt dieser TWI-Wert viel tiefer. Nach dem deutschen Bundesinstitut für Risikobewertung kann dieser Wert bereits durch die Säuglingsnahrung erreicht oder gar überschritten werden. Es ist anzunehmen, dass die wöchentlich verantwortbare Aufnahmemenge bei einem Teil der Bevölkerung wahrscheinlich alleine durch den Verzehr von Lebensmitteln erreicht wird.

Die Neurotoxizität von Aluminium ist vor allem wegen der sogenannten Dialyse-Enzephalopathie bekannt. Diese Form der Aluminiumvergiftung beginnt meistens mit Sprach- und Bewusstseinsstörungen. Später kommen Halluzinationen, psychotische Episoden, Störung der Bewegungskoordination, unwillkürliche Muskelzuckungen, typische EEG-Veränderungen, Krämpfe und Demenz dazu. Die Krankheit endet, wenn sie nicht früh genug behandelt wird, einige Monate nach den ersten Symptomen tödlich.

Über die Notwendigkeit von Hilfsstoffen in Impfungen

Sind Hilfsstoffe in Impfungen wirklich notwendig?

Als Hilfsstoff, "Adjuvans" (lat. adjuvare „unterstützen“) bezeichnet man eine bestimmte Art von Stoffen in Impfungen, mit denen die messbare Antikörperbildung im Blut verstärkt werden soll. Man nennt die Adjuvantien deshalb oft auch Verstärkerstoffe. Der Bericht der ANM betont mehrfach, dass die Adjuvantien in Impfungen notwendig seien: "Impfstoffadjuvantien sind für die Wirksamkeit vieler Impfstoffe unerlässlich". „Dies ist eine absolute Pflicht"; "Adjuvantien sind für die meisten Impfstoffe unbedingt erforderlich". Derselbe Bericht erwähnt aber auch die Grippeimpfstoffe von 1976 und 1977: Dies waren Impfstoffe ohne Hilfsstoffe! Der Bericht erwähnt auch die Verwendung von Calciumphosphat, welches für einige Zeit den Aluminiumhilfsstoff in den Impfstoffen ersetzte, bevor es aus Rentabilitätsgründen nicht mehr eingesetzt wurde.

Dies lässt bereits die Schlussfolgerung zu, dass auf Aluminium als Hilfsstoff eigentlich verzichtet werden könnte, es aber aus Rentabilitätsgründen weiterverwendet wird.

Geschichte des Aluminiums als Hilfsstoff in Impfungen

Der Bericht der ANM fasst die Geschichte der Aluminiumhilfsstoffes folgendermassen zusammen:

> *Die Aluminiumzusatzstoffe sind seit ihrer Entdeckung von Glenny im Jahre 1926, die meist verwendeten Impfstoff-Adjuvantien. Da sie seit über 80 Jahren in der ganzen Welt milliardenfach eingesetzt wurden, gelten sie als sehr effektiv und gut verträglich. Wurden sie ursprünglich nur in den Toxoidimpfstoffen gegen Tetanus und Diphterie benötigt, fanden sie später Verwendung in den meisten anderen Impfungen: Keuchhusten, Kinderlähmung, Hepatitis A und B, Haemophilus, Meningokokken und humane Papillomaviren (HPV).*

Aluminium wird seit 1926 in Impfstoffen verwendet, dies führte aber (entgegen der oben zitierten Zeilen) "seit über 80 Jahren in der ganzen Welt" zu Problemen! Die Verwendung von Aluminium als Hilfsstoff war nie sicher, geschweige denn "allgemein gut verträglich". Seit Jahrzehnten ist bekannt, dass Aluminium ein Nervengift ist, welches das menschliche ZNS (Zentralnervensystem) schädigen kann. Das Pasteur-Institut hatte zwischen 1974 und 1986 Aluminium aus ihren Impfstoffen entfernt, weil es verdächtigt wurde, bei Allergikern unerwünschte Reaktionen hervorzurufen. Zudem wurde eine Zunahme von Allergien bei geimpften Menschen beobachtet. Aluminium wurde deshalb durch Calciumphosphat ersetzt: Ein anderer Hilfsstoff mit ähnlichen Eigenschaften, welcher den Vorteil hat, dass er von Natur aus im Körper vorkommt und die IgE-Produktion nicht anregt. Da aber die beiden Firmen Pasteur und Mérieux fusionierten, wurde Aluminiumhydroxid aus rein wirtschaftlichen Gründen wieder eingeführt.

Man kann daraus schliessen, dass die Verschlechterung des Gesundheitszustandes der Menschen auf der ganzen Welt zumindest teilweise mit der Verwendung von Aluminium als Hilfsstoff in Impfungen im Zusammenhang steht.

Die erste klinische Beschreibung der Alzheimererkrankung geht auf das Jahr 1901 zurück, also ungefähr zwanzig Jahre nach der breiten Einführung und Erstverwendung von Aluminium enthaltenden Produkten.

Im Jahr 1911, nach siebenjähriger Forschung über die Auswirkungen von Aluminiumsalzen auf Mensch und Tier, schloss William Gies, "dass Aluminium im Interesse der Erhaltung unserer wertvollsten Ressource - der menschlichen Gesundheit - aus der Nahrungskette ausgeschlossen werden sollte." Er erwähnte bereits damals die "sehr gut bekannte grosse Giftigkeit" des Aluminiums und betont, dass "nie nachgewiesen werden konnte, dass der Körper eine Belastung durch Aluminium ohne nachteilige Folgen toleriere."

Die ersten Beschreibungen von erhöhten Aluminium-Konzentrationen in den Gehirnen von Alzheimer-Patienten datieren aus dem Jahre 1973. Seitdem haben experimentelle Tests mehrmals bewiesen, dass eine chronische Aluminium-Vergiftung dieselben neuropathologischen Merkmale aufweist wie die Alzheimererkrankung.

Im Jahre 1987 wurde Aluminium erstmals verdächtigt, Morbus Crohn zu verursachen.

Im Jahre 1996 machten Forscher folgende Beobachtung: "Es scheint, dass Impfstoffe mit Vorliebe das Nervensystem schädigen."

Vor den 1930er Jahren und der breiten Einführung der Impfungen war Autismus unbekannt. Eine Studie des renommierten MIT (Massachusetts Institute of Technology) zeigte auf, dass seit dem Jahre 2000 vermehrt Nebenwirkungen wie Autismus an das VAERS (Vaccine Adverse Event Reporting System, amerikanisches Meldesystem für Impfstoff-Nebenwirkungen und deren Schweregrad) gemeldet wurden. Gemäss den Autoren dieser Studie könnte "dies durch eine erhöhte Aluminium-Empfindlichkeit der Bevölkerung erklärt werden, die aufgrund des Zusammenwirkens verschiedenster Umweltgifte, denen wir heute überall ausgesetzt sind, zustande kommt."

Im Jahr 2002 gab Dr. Nathalie Garçon, Leiterin des Globalen Zentrum für Hilfsstoffe (Global Adjuvant and technologies innovation centers) der GSK zu, dass "niemand weiss, wie die Aluminiumhilfsstoffe wirken oder wie ihre Bioverfügbarkeit ist." Sie gab zu, dass "Aluminium nicht mehr als Hilfsstoff akzeptiert und zugelassen würde, wenn es heute auf dem Markt käme".

Im Jahr 2003 stellte Prof. Romain Gherardi die Hypothese eines Hilfsstoffsyndroms auf, nachdem er einen Zusammenhang zwischen Makrophagischer Myofasciitis und Aluminiumhilfsstoffen in Impfstoffen erkannt hatte.

Das Nationale Amt für Medikamentensicherheit in Frankreich ist zudem besorgt über die toxische Wirkung von Aluminiumsalzen, welche in Kosmetika eingesetzt werden und verlangt deren präventives Verbot. Ausserdem wurde Aluminium bereits aus Impfstoffen für Katzen entfernt, weil es bei ihnen Krebs verursacht.

Aluminiumhilfsstoffe in Impfungen werden trotz dieser Erkenntnisse als ein allgemein „akzeptierter Kompromiss zwischen der Funktion als Hilfsstoff und seiner Giftigkeit" weiterhin verwendet.

Die Wirkungsweise der Hilfsstoffe in Impfungen

Die Impfstoffe haben das Ziel, im Organismus eine schützende Immunität zu erzeugen, ohne dass die Krankheit wirklich durchgemacht werden muss. Normalerweise entwickelt der Körper eine solche Immunantwort nur nach der natürlichen Auseinandersetzung (Haut und Schleihäute) *mit dem Erreger.*

Der Wirkungsmechanismus der Hilfsstoffe beruht auf einer Depotwirkung an der Stelle der Injektion.

Es sollte aber von Anfang an klar gestellt werden, dass der Wirkungsmechanismus von Hilfsstoffen nicht im Detail bekannt ist. Gemäss Christopher Exley, Professor für anorganische Biochemie in Grossbritannien und weltweit anerkannter Fachexperte für Aluminium ist "die bekannte Toxizität von Aluminium fast sicher am Erfolg der Aluminiumsalze als Adjuvantien mitbeteiligt. Was jedoch unklar bleibt, ist die Frage, ob sich die Giftigkeit auf den Bereich der Injektionsstelle beschränkt oder ob der ganze Körper in Mitleidenschaft gezogen wird". Nach dem heutigen Stand der Forschung ist es jedoch völlig unangemessen und dem Vorsorgeprinzip völlig zuwiderlaufend, jegliche schädliche Nebenwirkung generell auszuschliessen.

Aluminium wird den Impfstoffen hinzugefügt, um ihre Wirkung zu verstärken. Es steigert die entzündungsfördernden Prozesse und regt das Immunsystem an, auf das Antigen der Impfung zu reagieren, was auch der Hauptgrund ist, warum es als Hilfsstoff verwendet wird. Antigene sind die in den Impfungen enthaltenen Stoffe, die in einem fremden Organismus eine Immunreaktion auslösen können. Ein anderer Grund ist die Möglichkeit, die immunologischen Reaktionen anzupassen. Das Aluminium aus Impfstoffen wird fast 100%ig resorbiert, während das oral verabreichte Aluminium nur zu 0.1-1% aufgenommen wird. Aluminium kann durch seine blosse Anwesenheit im Körper eine nachhaltige immunologische Reaktion hervorrufen, obschon der Körper weder Viren noch Bakterien ausgesetzt wurde. Wenn nun diese von Aluminium verursachte, entzündliche Reaktion die erwartete Wirkung übersteigt, beispielsweise im Falle von Mehrfachimpfungen, kann dies eine überschiessende Immunreaktion auslösen. Dies ist ein bekannter mitverantwortlicher Faktor bei der Entstehung von Autoimmunerkrankungen und ein Beispiel, wie der Hilfsstoff seine toxische Immunaktivität entwickeln kann.

Bereits im Jahre 2001 zeigten die Studien von Professor Gherardi, dass die Nanopartikel des Aluminiumhilfsstoffs in die Lymphknoten gelangen, danach die Blut-Hirn-Schranke durchdringen und sich schließlich im Gehirn ansammeln, wo sie umfangreiche entzündliche Immunreaktionen verursachen können. Der Bericht der ANM zeigt auf, dass "mit Aluminium geladene" Makrophagen das Aluminium im ganzen Körper verteilen: "Da zur Ausscheidung der

Aluminiumsalze keine Lösung in den extrazellulären Raum stattfinden kann, werden sie von Makrophagen eingefangen. Diese Makrophagen können sie jedoch nicht beseitigen, sondern spielen nur die Rolle eines Trojanischen Pferdes. Diese Trojanischen Pferde transportieren die Aluminiumsalze zu den entfernten Organen, unter anderem auch via Ductus Thoracicus (Lymphsammelstamm in der Brusthöhle) bis ins Gehirn."

Autoimmunerkrankungen scheinen die unvermeidliche Folge einer Überreizung des Immunsystems durch eine Impfung mit einem Antigen zu sein. Wenn die Anzahl der verabreichten Impfungen eine kritische Schwelle überschreitet, reagiert das Immunsystem mit Autoimmunerkrankungen. Bei Mäusen liegt diese kritische Schwelle bei sieben Injektionen – und zwar Injektionen mit einem einzelnen Antigen, ohne jegliche Hilfsstoffe – ohne jene Hilfsstoffe also, welche in den Impfstoffen verwendet werden, um eine stärkere Immunantwort zu provozieren.

Das Problem der klinischen Impfstoffstudien

Die Harvard University hat im Herbst 2013 eine umfassende Publikation über die systematische Korruption der Pharmaunternehmen und über den Mythos von sicheren und wirksamen Medikamenten (und Impfstoffen!) veröffentlicht. Die Studie zeigt, dass „die Tatsache, dass die Unternehmen ihre Produkte selber testen dürfen, zu folgendem Vorgehen geführt hat: Die Tests und Studiendesigns werden so gestaltet, dass die Entdeckung von Schäden und deren Meldung minimiert und die Beweise des Nutzens maximiert werden können". Es ist wichtig, dies im Auge zu behalten, wenn kontroverse Themen wie Impfungen oder Aluminium in Impfungen diskutiert werden.

Im Allgemeinen enthalten die Gutachten über die Sicherheit von Impfstoffen keine entsprechenden Studien über deren Toxizität, da Impfstoffe nicht als grundlegend toxisch angesehen werden. Dies muss aber bereits nach der Lektüre der in den Beipackzetteln erwähnten Nebenwirkungen sicherlich hinterfragt werden. Ebenso werden die Impfungen keinen klinischen Doppelblindstudien unterzogen. Denn es wird als unethisch betrachtet, der Kontrollgruppe ein echtes Placebo (Kochsalzlösung) zu verabreichen, da sie danach nicht geimpft und somit auch nicht geschützt wäre. Das Placebo enthält in den meisten Fällen Aluminium in gleicher oder grösserer Konzentration als der zu testende Impfstoff, jedoch ohne Erreger!

Gemäss einer These des renommierten MIT könnte Aluminium sogar der Hauptverursacher von Impfnebenwirkungen sein! Eine vergleichbare Nebenwirkungsrate zwischen dem Impfstoff und dem Placebo in klinischen Impfstoffstudien lässt vermuten, dass Aluminium eine der wichtigsten Ursachen der Toxizität von Impfungen ist.

Ein konkretes Beispiel über die unechten Placebos kann man hier in einem Auszug des Berichts der ANM nachlesen:

Ein Artikel schlossfolgerte im Jahre 2008, dass es bei Kindern keinen signifikanten Zusammenhang zwischen der Impfung gegen Hepatitis B und der Multiplen Sklerose gäbe. Der Artikel löste jedoch eine Kontroverse aus, weil die nachträgliche Untersuchung der Untergruppen, welche verschiedene Impfungen erhielten, tatsächlich einen möglichen Zusammenhang aufzeigte.

In klinischen Impfstudien muss jedoch die Verwendung von Aluminium in den "Placebos" verboten werden, so dass die Folgeerscheinungen des Aluminiumhilfsstoffes, vor einer Vermarktung des entsprechenden Impfstoffes, gemessen werden können. Aluminiumhaltige Placebos ermöglichen es, die Nebenwirkungen des Aluminiumhilfsstoffes zu vertuschen oder sogar als nicht Vorhanden zu erklären, was vor allem für empfindliche Menschen ein Risiko darstellt. **Denn 1% der Personen, die Aluminiumhilfsstoffen aus Impfungen ausgesetzt wurden, kann eine nachfolgende Sensibilisierung gegenüber Aluminium aufweisen**. Die Verwendung von Aluminium als Hilfsstoff ist bei Weitem nicht harmlos und ist mit vielen Nebenwirkungen verbunden. Die Nebenwirkungen von Aluminiumhilfsstoffen könnten vermieden werden, wenn von offiziellen Stellen verlangt würde, deren Anwendungssicherheit beim Menschen nachweisen zu müssen. Eine solche Verpflichtung existiert jedoch nicht. Die Menge des Aluminiumsalzes pro Dosis (0,85 mg Aluminium), wird nicht anhand toxikologischer Studien, sondern von der FDA (Food and Drug Administration) aufgrund "empirischer Daten, welche diese Dosierung als optimal für die Antigenwirkung und die Wirksamkeit des Impfstoffes betrachten" bestimmt.

Die Zirkulation des Aluminiums im menschlichen Organismus

Aluminium, eine verkannte Gefahr...

Trotzdem, dass die Aluminiumhilfsstoffe in Impfungen seit über 80 Jahren verwendet werden, basiert ihre Sicherheit nur auf Annahmen anstelle experimenteller Beweisen. Ihre Giftigkeit und Pharmakokinetik (Gesamtheit aller Prozesse, denen ein Arzneistoff im Körper unterliegt) in der Anwendung bei Kindern ist beinahe unbekannt. Denn die Mehrheit der bisherigen Studien bezieht sich auf Erwachsene. Ausserdem ist die Auswertung der Pharmakokinetik und der Toxikokinetik (die Toxikokinetik untersucht, wie giftige Substanzen in den Körper eindringen können und was nach ihrem Eindringen im Körper weiter mit ihnen geschieht) für die Impfzulassung nicht erforderlich. Die zellulären und molekularen Mechanismen, durch die das Aluminium seine Wirkung als Hilfsstoff entfaltet, sind zurzeit nur unzureichend erforscht. Es gibt anscheinend auch keine aussagekräftigen Tierversuche über die mögliche Giftigkeit von Aluminium. Mögliche Ausscheidungsmechanismen von Aluminium aus Zelle und Gewebe sind fast vollständig unbekannt:

Im Jahre 2002 gab Nathalie Garçon, Verantwortliche vom ‚Centre mondial des adjuvants de GSK' zu, dass „niemand weiss, wie das Aluminium als Hilfsstoff in Impfungen genau wirkt und wie sich das Aluminium im Körper ausbreitet und verteilt." Zudem gesteht sie ein, dass ihrer Meinung nach das „Aluminium als Hilfsstoff nicht mehr zugelassen würde, wenn es heute auf den Markt käme".

Bisher wurden klinische Studien, welche die Impfstoffsicherheit in geeigneter Art und Weise beurteilen sollten, nicht durchgeführt (z.B. der Vergleich des Gesundheitsstatus von geimpften und nicht geimpften Kindern). Das Fehlen solch kontrollierter Studien kann nur mit der Tatsache erklärt werden, dass Impfstoffe von den Aufsichts- und Zulassungsbehörden nicht als potentiell giftig betrachtet werden (z.B. FDA).

Trotz dieser grossen Unsicherheiten und Unterlassungen wird die Verwendung des Aluminiumhilfsstoffes als sicher und wirksam betrachtet. Es handelt sich dabei aber nur um eine **Vermutung**. Aluminium ist jedoch giftig und kann bei der Entstehung von gewissen Erkrankungen eine durchaus gewichtige Rolle spielen. Aluminiumhilfsstoffe sind eindeutig in der Lage, schädliche Nebenwirkungen zu verursachen. Denn auch die in den Beipackzetteln der Impfungen aufgelisteten Nebenwirkungen sind nicht aus der Luft gegriffen, sondern Erfahrungswerte aus (Zulassungs-)Studien und der breiten Anwendung der Impfungen.

Nicht zu überschreitende Sicherheitswerte

Aluminium ist kein natürlicher mineralischer Bestandteil des menschlichen Körpers und sein Vorkommen im Körper ist immer exogenen Ursprungs.

Aluminium ist scheinbar für alle Lebensformen der Erde giftig. In biochemischen Prozessen spielt es keine funktionelle Rolle und lebende Organismen weisen keine eigene Schutzvorrichtung gegen Aluminium auf. Wenn sich Aluminium in einem lebenden Organismus an biochemischen Prozessen beteiligt, wirkt sich dies unweigerlich schädlich aus. In der Erdkruste ist Aluminium als dritthäufigstes Element und häufigstes Metall reichlich vorhanden, kam aber bis vor relativ kurzer Zeit nie wirklich in direkten Kontakt mit den Menschen. Zudem reagiert Aluminium nur oberflächlich mit Luft und Wasser. Diese begrenzte chemische Reaktionsfähigkeit hat zweifellos die Existenz des Lebens auf der Erde begünstigt, wo dieses hochgiftige Metall doch so reichlich vorkommt.

Die Aluminiumhilfsstoffe sind anorganisch (unbelebt) und im Körper nicht abbaubar. Sie tragen direkt und signifikant zur Aluminiumbelastung eines Individuums bei.

Die Argumente des ANM Berichts basieren auf den von der FDA "gemäss strengen Verfahren" bestimmten Sicherheitsgrenzen. Von der WHO wird der Grenzwert mit 1mg pro kg Körpergewicht/Tag angegeben. Die von der FDA maximal zugelassene Aluminium-Menge in Impfstoffen beträgt etwas weniger als 0,85 mg pro Dosis.

Es muss auch darauf hingewiesen werden, dass die FDA die Sicherheitsgrenzen von Aluminium in parenteralen Ernährungslösungen (Form der künstlichen Ernährung, bei der der Verdauungstrakt umgangen wird) festlegt und Warnhinweise über die Risiken von Aluminium verlangt, aber nichts Vergleichbares für Aluminium in Impfstoffen existiert.

Die von der FDA bestimmte Menge an Aluminiumsalzen pro Dosis (0,85 mg Aluminium) "wurde empirisch aus Daten bestimmt, die zeigen, dass diese Dosis die Antigenität und Wirksamkeit der Vakzine erhöht" und nicht auf Basis toxikologischer Abklärungen. Die von der ANM zitierten "strengen Verfahren" beziehen sich deshalb in keinem Fall auf die Sicherheit des Aluminiums – trotzdem spricht die ANM von einer "sicheren Menge"...

Kinder unter 5 Jahren sind weit mehr gefährdet als Erwachsene, weil ihre Blut-Hirn-Schranke noch unreif und somit durchlässiger für giftige Substanzen ist. Genau in dieser Zeit werden sie durch die hohe Anzahl Impfungen höchsten Aluminiumdosen ausgesetzt. Sie können im Verlaufe eines einzigen Impftermins beim Kinderarzt bis 1,475 mg Aluminium erhalten, was die von der FDA bestimmte obere Grenze für Risikopersonen von 0,005mg Al/kg/Tag bei weitem überschreitet. Die FDA hält sogar fest, dass auch Injektionen mit niedrigeren Aluminiummengen zu Aluminiumansammlungen im Körper führen, welche für das Zentralnervensystem und die Knochen giftig sein können. Nicht zuletzt kann die gleichzeitige Verabreichung von zwei oder drei Immunzusatzstoffen aus Impfungen die genetische Resistenz gegen Autoimmunkrankheiten ausschalten.

An dieser Stelle ist es wichtig darauf hinzuweisen, dass in Industriestaaten die Häufigkeit von neurologischen Störungen bei Kindern, seit dem drastischen Anstieg der Anzahl erforderlicher Impfungen vor Schuleintritt, um 2000-3000% zugenommen hat.

Impfstoffe enthalten eine vergleichbare Menge an Aluminium wie Säuglingsmilch. Nun ist es aber einerseits so, dass das geschluckte Aluminium nur bis zu etwa 0,1-1% in den systemischen Kreislauf absorbiert wird, während das Aluminium aus Impfstoffen fast zu 100% aufgenommen wird. Anderseits ist die Halbwertszeit des geschluckten Aluminiums mit etwa 24 Stunden kurz. Im Falle von injiziertem Aluminium ist es für die Nieren schwierig, das Aluminium aufgrund seiner Partikelgrösse zu binden und auszuscheiden. Daher **kann das Aluminium aus Impfstoffen eher zu neurologischen Schäden führen, als das oral verabreichte. Zusätzlich werden die Impfstoffe oft während der kritischen Entwicklungsphase des Gehirns iniziiert und die Kinder erhalten somit eine kumulative Menge an Aluminium, welche die von der FDA festgelegte Obergrenze um Faktor 50 überschreiten kann.**

Trotz des Umstandes, dass Aluminium ein Nervengift ist, gibt es dafür keinen verwendeten Sicherheitsstandard. Dies erstaunt, da vor allem das überaus wichtige Zentralnervensystem gegenüber den schädlichen Wirkungen des Aluminiums sehr empfindlich ist.

Pharmakokinetik des Aluminiums

Der Unterschied zwischen der Kinetik des oral aufgenommenen Aluminiums und der Aluminiuminjektion ist gut untersucht und zeigt, dass Aluminium aus der täglichen Nahrung vom Verdauungssystem schlecht aufgenommen wird, während sich das in die Blutbahn verabreichte Aluminium mehrheitlich in den Knochen und geringfügig auch im Hirn ansammelt.

Rufen wir uns nochmals in Erinnerung, dass die Untersuchung der Pharmakokinetik und der Toxikokinetik nicht für die Zulassung von Impfstoffen erforderlich ist. Eine Studie von 1996, die sich nur mit der Toxikokinetik von Aluminium befasste, prangerte die Tatsache an, dass sich die wissenschaftliche Forschung nur mit der Aufnahme über den Magen-Darm-Trakt (MDT) befasst habe.

Das in der täglichen Nahrung enthaltene Aluminium wird aber aufgrund der starken Darmbarriere nur minimal durch das Verdauungssystem aufgenommen.[...] Die Aluminiumresorbtion beträgt ungefähr 0.1-1 %.

Gewisse Studien, welche die Auswirkung von geringeren Aluminiummengen untersuchten, als diejenigen die in Impfungen normalerweise enthalten sind, beschreiben den Weg des Aluminiums aus dem Muskel bis zum Gehirn. Sie zeigen, dass die Aluminiumnanopartikel von der Injektionsstelle im Muskel durch das lymphatische System transportiert werden. Von dort wird das Aluminium durch Makrophagen ins Zentralnervensystem transportiert.

Der Aluminiumgehalt im Blut wird dadurch bestimmt, dass die vom Magendarmtrakt aufgenommene Menge des geschluckten Aluminiums mit der durch die Nieren beseitigten Menge verglichen wird. Bei gesunden Menschen wird nur ein kleiner Anteil des geschluckten Aluminiums durch den Magendarmtrakt (<1%) in das Blut aufgenommen und danach über die Nieren eliminiert. Die Aluminiumvergiftung manifestiert sich daher oft mit einer Aluminium-Überbelastung der Nieren und Nierenversagen. Wenn die Ausscheidung durch den Urin beeinträchtigt ist, steigt die Gefahr der Neurotoxizität, weil die Aluminiumkonzentration im Hirn ansteigt.

Eine einzelne Impfstoffdosis (0,51-4,56 mg) entspräche folglich einer oralen Aluminiumaufnahme von 204-1284 mg, sofern diese vollständig in den systemischen Kreislauf absorbiert würde.

In Frankreich hat Professor Gherardi mit seinen Forschungen an Mäusen gezeigt, dass vier Tage nach der Injektion die Hälfte der Aluminiumpartikel zu den Lymphknoten und dann in den Blutkreislauf wandern; nach 21 Tage erscheinen sie in der Milz und in der Leber und nach 90 Tagen sammelten sie sich in den Makrophagen des Gehirns an. Auch beim Menschen wurde Aluminium im Gehirn beobachtet, was zur Hypothese eines Zusammenhangs zwischen Aluminium und der Alzheimererkrankung geführt hat.

Ein im Jahr 2014 erschienener Artikel in der "Quotidien du Médecin", gab zu, dass "das Modell, welches aufzeigen wollte, dass Aluminiumoxyhydroxid in ein paar Wochen über den Urin ausgeschieden wird, jetzt völlig überholt ist":

Seit einigen Jahren ist bekannt, dass Aluminiumsalze im extrazellulären Raum nicht gelöst werden können, sondern von

Makrophagen eingefangen werden. Die Makrophagen können die Aluminiumsalze aber nicht eliminieren. Sie spielen nur die Rolle von "Trojanischen Pferden", indem sie die Aluminiumsalze zu entfernten Organen transportieren, insbesondere via Ductus thoracicus bis ins Gehirn.

Das gespritzte Aluminium umgeht somit sowohl die Schutzbarrieren des Verdauungstraktes als auch diejenigen der Haut. Die Gefahr, dass sich bereits eine niedrige Dosis von injiziertem Aluminium als giftig erweist, ist deshalb gross: Die Aufnahmerate des mittels einer Injektion verabreichten Aluminiums liegt bei fast 100%. Hingegen wird nur 0.1-1% des oral eingenommenen Aluminiums vom Körper aufgenommen. Zusätzlich ist die Ausscheidung der Aluminiumpartikel über die Niere schwierig. Die Ausscheidung des eingespritzten Aluminiums - z.B. über Impfungen - dauert also wesentlich länger als die Ausscheidung des oral eingenommenen Aluminiums. Dies ist eine nicht vernachlässigbare Tatsache der Hilfsstoffe. Tierversuche zeigen, dass die Ausscheidung der Aluminiumhilfsstoffe schlecht ist. Die ANM anerkennt ebenfalls, dass "nach der Injektion eines aluminiumhaltigen Impfstoffes, das Aluminium eher lange an der Injektionsstelle verweilt. Aluminiumhydroxid löst sich nach einer intramuskulären Injektion nur sehr langsam im Gewebe auf". Die ANM zitiert auch eine Studie, die aufzeigt, dass sich nach Injektionen hohe Aluminiumkonzentrationen mit 0,9% der eingespritzten Dosis hauptsächlich in den Knochen finden. (Niere: 0,2%; Leber: 0,06 Herz: 0,02% Gehirn und Muskeln: 0,01% pro g Trockengewicht des Gewebes). Die vorhandene Aluminiumkonzentration in den Knochen führte zu Forschungen über Aluminiumbelastungen bei Knochenerkrankungen wie Osteomalazie und Osteoporose. Es sei hier deshalb auf folgende bekannte Symptome bei Aluminiumvergiftung hingewiesen: Knochenschmerzen, Osteomalazie (schmerzhafte Knochenerweichung bei Erwachsenen), pathologische Knochenbrüche, mikrozytäre Anämie, neurologische Erkrankungen, Epilepsie, Myoklonie, Persönlichkeitsveränderungen, Zittern und Ataxie.

Es wurde nachgewiesen, dass Aluminium unter bestimmten Bedingungen mit der Blut-Hirn-Schranke interagiert, dadurch eine Änderung ihrer Barriere- und Schutzfunktion bewirkt und ihre Durchlässigkeit erhöhen kann. In diesem Fall kann auch eine geringe Aluminiumbelastung im Körper eine Gefahr für die Gesundheit darstellen.

Wie bereits beschrieben, wird das durch Injektionen verabreichte Aluminium von Zellen aufgenommen und durch das lymphatische System bis ins Zentralnervensystem und das Gehirn transportiert. Es wurde aber auch aufgezeigt, dass das Aluminium bei Patienten, die an makrophagischer Myofasziitis (MMF) leiden, an der Injektionsstelle acht bis zehn Monate lang verbleibt. Man vermutet deshalb, dass MMF, eine Autoimmunkrankheit, durch Hilfsstoffe von Impfungen ausgelöst wird.

Wenn das Ausscheidungssystem die Schwermetalle nicht beseitigen kann, führt dies zu deren Ansammlung im Körper was ihre Wirkung als Neurotoxine begünstigt. Dies führt langfristig zu Neurodegenerationen, kognitiven Störungen und Entwicklungsstörungen. Am stärksten gefährdet sind Personen mit verringerter Nierenfunktion, schwangere Frauen, Säuglinge unter einem Jahr und Senioren.

Die Aluminiumproblematik bei Säuglingen

Bei Ungeborenen ist zu beachten, dass das Aluminium die Plazenta durchdringt und sich im fötalen Gewebe ansammelt. Bei Tierversuchen konnte man nachweisen, dass die Aluminiummenge im Gehirn der Föten von geimpften Müttern 30% beträgt, ebenso konnte Aluminium in der Leber gefunden werden. Zudem konnte gezeigt werden, dass die Milch stillender Weibchen 24 Stunden nach deren Aluminiumexposition mit 3,3% des vorgängig subkutan verabreichten Aluminiums belastet ist.

Zur Aluminiumproblematik bei Säuglingen hält der Bericht der ANM fest, dass "die Aluminiumbelastung durch Impfstoffe bei Säuglingen, die nach Impfplan geimpft werden, deutlich unter der zur Zeit gültigen Sicherheitsgrenzen liegt, die für die Säuglingsernährung definiert worden sind“.

Der Vergleich von injiziertem und oral aufgenommenem Aluminium macht aber wenig Sinn, da ihre Aufnahme anderen Gesetzmässigkeiten unterliegt: Das oral aufgenommene Aluminium wird nur zu 0.1-1% resorbiert, während das durch Injektionen verabreichte Aluminium fast zu 100% aufgenommen wird. Zusätzlich ist die Halbwertszeit von oral aufgenommenem Aluminium mit 24 Stunden sehr kurz. Im Gegensatz dazu ist die Ausscheidung von injiziertem Aluminium wegen seiner Partikelgrösse für die Nieren schwierig. Daraus lässt sich ableiten, dass das injizierte Aluminium, das ja als Nervengift bekannt ist, viel eher zu neurologischen Schäden führt als das Oral aufgenommene.

Wie wir gesehen haben, wissen wir trotz mehr als achtzig Jahren Anwendung nichts über die Sicherheit von Aluminiumhilfsstoffen in Kinderimpfungen. Kinder sind aber aufgrund ihrer unvollständigen Entwicklung viel empfindlicher gegenüber der Neurotoxizität von Aluminium: Zum einen erschwert ein unreifes Nierensystem die Ausscheidung, zum andern ist die unvollständig ausgereifte Blut-Hirn-Schranke durchlässiger ist für toxische Substanzen... und, wie bereits beschrieben, erhöht Aluminium zusätzlich die Durchlässigkeit der Blut-Hirn-Schranke. Dadurch kann der durch die Impfung induzierte Immunstress "schädliche und dauerhafte Veränderungen am Gehirn und am Immunsystem verursachen".

Während der pränatalen Entwicklung und in den ersten Lebensjahren ist das Gehirn extrem anfällig auf Schädigungen, die auch negative Auswirkungen im ZNS nach sich ziehen können. Die ersten vier Lebensmonate sind eine Zeit intensivster Impfbelastung, welche somit genau mit den kritischen Phasen der Nerven- und Verhaltensentwicklung zusammenfallen. Die Menge des aufgenommenen Aluminiums kumuliert sich bei den Kindern bis um Faktor 50 des von der FDA festgelegten Grenzwertes. Forscher haben vor kurzem die Warnung geäussert: "Es ist eindeutig, dass die Exposition an toxischen Metallen in frühen Lebensjahren zu erheblichen Nervenschäden führen wird". Eine einzige Impfung gegen Hepatitis B mit Aluminiumhilfsstoff, die an neugeborene Äffchen innerhalb von 24h nach der Geburt verabreicht wird, reicht aus, um eine Verzögerung der überlebenswichtigen neurologischen Entwicklung, also wesentlichen Neugeborenenreflexen, zu verursachen. In diesem Zusammenhang ist es auch wichtig zu beachten, dass mögliche schädliche Auswirkungen des Aluminiums auf das ZNS bei Kindern für mehrere Jahren unentdeckt bleiben können.

Daraus folgt, dass die immunologische Belastung durch Impfungen „bleibende schädliche Veränderungen an der Hirnfunktion und am Immunsystem verursachen kann“.

Die Autopsie eines Säuglings, dessen plötzlicher Kindstod bisher ungeklärt blieb, hat eine hohe Aluminiumkonzentration in seinem Gehirn entdeckt. Zudem gesteht die FDA ein: "obwohl die Toxizität von Aluminium nicht klinisch anerkannt ist, kann sie für einige Patientengruppen, wie z.B. Neugeborene, schädlich sein, und dies ist sie wohl auch häufiger als bekannt ist". Die ANM berichtet auch, dass "wir in der Praxis grössere Restmengen an Aluminium nachweisen können, welche nicht ausgeschieden werden, insbesondere in den Knochen oder in noch kleineren Mengen im menschlichen Gehirn".

Deshalb schlagen unabhängige Forscher Alarm: Bisher hat sich die überwiegende Mehrheit der Studien auf die Aluminiumexposition bei Erwachsenen konzentriert. Und wenn einige an Erwachsene verabreichte Impfstoffe Nebenwirkungen wie zum Beispiel das ASIA-Syndrom (autoimmune syndrome induced by adjuvants) verursachen können, ist es dann nicht naheliegend **anzunehmen**, auch in **Abwesenheit eines experimentellen Nachweises**, dass der aktuelle Impfplan (oft mehr als 30 Impfungen während den 4-6 ersten Jahre) für Kinder gefährlich sein könnte?

In Anbetracht der obigen Ausführungen ist es nicht verwunderlich, dass Kinder, die während ihrer ersten Lebensmonaten eine Einzeldosis des Impfstoffes gegen Hepatitis B erhielten, später ein dreimal höheres Risiko für Neuroentwicklungsstörungen zeigten als Kinder, die verspätet oder gar nicht mit diesem Impfstoff geimpft wurden. Darüber hinaus vermutet die Forschung stark, dass Impfungen, zumindest bei empfindlichen Personen, eine Entwicklungsverzögerung auslösen können. In dieser Hinsicht haben wir gesehen, dass fast 1% der Personen, die Aluminiumhilfsstoffen ausgesetzt wurden, eine nachfolgende Sensibilisierung gegenüber Aluminium aufweisen. In diesem Zusammenhang ist es wichtig zu erwähnen, dass die üblichen Kinderimpfungen mit der Entstehung einer grossen Anzahl von Autoimmunerkrankungen, wie Transverse Myelitis (TM), Diabetes, Multiple Sklerose und Enzephalitis in Verbindung gebracht werden.

Die Verträglichkeit der Aluminiumhilfsstoffe

Die verschiedenen Kritiken und Hypothesen betreffend der Verträglichkeit der Hilfsstoffe in Impfungen führen zu zwei Hauptfragen: Inwiefern und in welchem Mass ist die schlechte Verträglichkeit von Aluminium an der Entstehung von Krankheiten wie der Makrophagischen Myofasciitis und anderen neurologischen Erkrankungen verantwortlich? Wie sieht der generelle Zusammenhang aller anderen Hilfsstoffe mit Autoimmunkrankheiten aus?

Die Aluminiumvergiftung manifestiert sich mit Knochenschmerzen, Osteomalazie, pathologischen Frakturen, mikrozytärer Anämie, neurologischen Störungen, Epilepsie, Muskelkrampf, Persönlichkeitsveränderungen, Zittern und Ataxie. Und auch die wissenschaftliche Literatur verweist eindeutig auf negativen Auswirkungen von Aluminium auf das Nervensystem in jedem Lebensalter.

Viele Nebenwirkungen des Aluminiumhilfsstoffes sind bereits aufgelistet worden. Aluminium kann potentiell das Gehirn und das Immunsystem beeinflussen und die genetische Resistenz gegen Autoimmunitätskrankheiten verändern, und dies umso gravierender, wenn zeitgleich andere Zusatzstoffe verabreicht werden oder wenn sich die Aluminiumexpositionen wiederholen. Die Art und Weise der Wirkung des Aluminiumhilfsstoffes als Stimulator des Immunsystems, kann auch mögliche Autoimmun- oder Entzündungsnebenwirkungen, einschliesslich des ASIA-Syndroms verursachen: Impfungen verursachen ein fortschreitendes Versagen der Immunfunktion und damit ein erhöhtes Vorkommen von Autoimmunerkrankungen, wie Allergien und Immunschwächen. Die Chelat-Therapie, welche alternativmedizinisch zur Ausleitung bei geringer Schwermetallbelastung eingesetzt wird, erwies sich vorteilhaft zur Behandlung der rheumatoiden Arthritis. Hohe Aluminiumausscheidung im Urin konnten aber auch in Fällen von Multipler Sklerose beobachtet werden. Aluminium stört die Zusammensetzung der Darmflora, es vergrössert daher die Tuberkuloseanfälligkeit und erhöht die Apoptose (eine Form des programmierten Zelltods, eine Art „Suizidprogramm“ einzelner Zellen. Dieses kann von aussen angeregt (z.B. durch Immunzellen) oder aufgrund von zellinternen Prozessen ausgelöst werden). Bei hoher Dosierung stört Aluminium den Stoffwechsel, insbesondere die Aufnahme von anderen Metallen, wie Magnesium und Eisen. Störungen der Metallhomöostase können viele Krankheiten verursachen, einschliesslich Autoimmunerkrankungen.

Eine Studie des renommierten MIT (Massachusetts Institute of Technology) weist darauf hin, dass Berichte über Nebenwirkungen von Impfstoffen – inklusive epileptischer Anfälle und Tod – signifikant mit Aluminium enthaltenden Impfstoffen in Verbindung gebracht werden konnten. Die Impfung kann gemäss einer statistischen Analyse das SIDS-Risiko bis zum Faktor 16 steigern. In gefährdeten Bevölkerungsgruppen (typischerweise Kleinkinder) kann eine dauerhafte Exposition von bereits sehr niedrigen Mengen von Aluminium zu metabolischen Knochenerkrankungen führen.

Aluminium, ein starkes Oxidationsmittel

Aluminium ist ein starkes Oxidationsmittel. Als oxidativer Stressfaktor wirkt es entzündungsfördernd. Um den Vorgang der Oxidation einfach zu erklären, reichen Apfel und Zitronensaft: Kaum ist ein Apfel in zwei Hälften geschnitten und der Luft ausgesetzt, verfärbt er sich braun. Träufelt man etwas Zitronensaft auf die Schnittfläche, verfärbt sich der Apfel nicht mehr so rasch. Der Grund: Das Vitamin C aus der Zitrone fängt die bei diesem Prozess entstandenen freien Radikale ab und schützt den Apfel vor der Oxidation. Ähnliche Prozesse laufen auch im menschlichen Körper ab, verursacht durch freie Radikale. Überzählige freie Radikale schwächen den Körper zusehends. Die Anzahl der entstehenden freien Radikale und der Radikalfänger (Antioxidanzien) müssen sich die Waage halten. Kippt die Waage zugunsten der freien Radikale, spricht man von «oxidativem Stress».

Die entzündlichen Effekte einer chronischen Aluminiumvergiftung sind seit Jahren bekannt. Der Aluminiumhilfsstoff beeinflusst die Aktivität der Mitochondrien, was zu neurodegenerativen Erkrankungen führen kann, da die Mitochondrien eine Schlüsselrolle bei der Regulierung des Überlebens und des Todes von Zellen spielen. Auch autistische Kinder leiden an mitochondrialen Störungen!

Denn das menschliche Gehirn stellt ein Hauptziel für den von Aluminium herbeigeführten oxidativen Stress dar. Aluminium scheint auch bei Alzheimer-, Parkinson- und menschlichen Prionenerkrankungen eine entscheidende, negative Rolle zu spielen. Alle diese neurodegenerativen Erkrankungen haben gemeinsame Merkmale, wie etwa eine verringerte Mitochondrienfunktion und ein erhöhter oxidativer Stress.

IgE-Antworten

Das Immunglobulin E (IgE) ist ein Antikörper, der auch für Allergien verantwortlich ist. Der ANM-Bericht zeigt auf, dass Aluminiumhilfsstoffe als Hauptnachteil die IgE-Antworten fördert. Je mehr Aluminium oder andere Hilfsstoffe in einem Impfstoff enthalten sind, desto grösser wird das potentielle tödliche Allergie- oder Anaphylaxierisiko gegenüber der injizierten Substanz. Eine Anaphylaxie ist eine akute, krankhafte Reaktion des Immunsystems von Mensch und Tier auf chemische Reize und betrifft den gesamten Organismus. Die Symptome von anaphylaktischer Reaktionen reicht von leichten Hautreaktionen über Störungen von Organfunktionen, Kreislaufschock mit Organversagen bis zum tödlichen Kreislaufversagen, dem anaphylaktischen Schock.

Aluminium ist ein leistungsstarker Hilfsstoff, welcher auch Antigeneigenschaften von Substanzen herbeiführen kann, die sonst eigentlich nicht als Antigene oder Allergene wirken. Somit können aus jeder Komponente oder Verunreinigung einer Injektion Antigene entstehen, so dass sie an der Injektionsstelle sowie an anderen Stellen im Körper eine Immunantwort hervorrufen können. Ein Impfstoff enthält typischerweise alle notwendigen Komponenten, um durch die molekulare Ähnlichkeit der Antigene oder der Hilfsstoffe einen Autoimmunmechanismus auszulösen

Bereits 1978 zeigte eine Umfrage, dass "eine regelmässige Injektion von aluminiumhaltigen Impfstoffen bei der gesamten Bevölkerung einer der Faktoren sein kann, welcher die Zunahme von allergischen Erkrankung erklären kann". Seitdem zeigten mehrere Studien, dass Aluminium einen unerwarteten Anstieg des IgE-Antikörperspiegels herbeiführt, was eine hohe Anzahl von unerwünschten lokalen Nebenwirkungen nach sich zog. Im Jahre 2011 konnte in einem Tierversuch allergische Reaktionen und Störungen der humoralen Immunantwort nachgewiesen werden, die von Aluminium ausgelöst worden sind. Die humorale Immunantwort wird als Teil der Immunantwort des Körpers bezeichnet, der durch die nicht-zellulären Bestandteile von Körperflüssigkeiten vermittelt wird. Zusammen mit der zellulären Immunantwort bildet sie das Immunsystem höherer Lebewesen.

Die neusten wissenschaftlichen Erkenntnisse weisen auf Nahrungsmittelallergien hin, welche nach der Verabreichung von Aluminiumsalzen aufgetreten sind. Aluminium kann eine Sensibilisierung gegenüber Stoffen auslösen, die in der Regel vom Körper nicht als Antigene betrachtet werden. Solche Effekte können zu Nahrungsmittelunverträglichkeiten beitragen. Infolgedessen ist es nicht ausgeschlossen, dass solche krankhaften Vorgänge auch Autoimmunerkrankungen auslösen können. Zum Beispiel enthalten viele Impfstoffe Milchprotein, unter anderem Rindermolkenalbumin (RMA). Falls der Impfstoff eine Sensibilisierung gegenüber dem "RMA-Antigen" des Impfstoffs auslöst, könnte es bei der geimpften Person in der Folge der Impfung zu einer allergischen Reaktion gegen Michprotein kommen. Bei Personen mit RMA-Allergien reagiert der Körper auch durch die eigene Produktion von RMA-Antigenen. Leider ähneln sich Insulin herstellende Bauchspeicheldrüsenzellen und dieses Protein sehr. Aufgrund dieser molekularen Ähnlichkeit greifen Antikörper der Milchproteine die Pankreaszellen an, was zu einer Begrenzung der Insulinproduktion (Diabetes) führen kann.

Überempfindlichkeit auf Aluminium

Ein Hilfsstoff ist eine Substanz, welche dem Impfstoff während dessen Produktion beigemischt wird, um bei der Verabreichung des Impfstoffs die unspezifische Immunantwort auf ein Antigen zu erhöhen. Antigene sind Stoffe, die in einem fremden Organismus eine Immunreaktion auslösen können. Sie führen unter anderem zur Bildung von Antikörpern, die spezifisch gegen Strukturen dieser Moleküle gerichtet sind und folglich mit diesen reagieren können.

Eine verzögerte Überempfindlichkeit gegenüber Aluminium wurde vor kurzem bei Kindern nachgewiesen, denen Aluminium enthaltende Impfstoffe injiziert wurden. Der Körper erinnert sich an vorangegangene Aluminium Expositionen (z.B. als Hilfsstoff), was die Entwicklung monoklonaler Aluminiumantikörper erklären könnte. Monoklonale Antikörper sind hochspezialisierte und zielgerichtete Antikörper die sich gegen ein einzelnes Epitop, hier Aluminium, richten. Eine natürlich vorkommende Immunantwort gegen ein in den Körper eingedrungenes Antigen ist dagegen stets polyklonal und richtet sich gegen viele verschiedene Epitope auf einem Bakterium. Es wurde nachgewiesen, dass Aluminiumsalze als Antigene wirken. Somit behält ein signifikanter Anteil (wahrscheinlich nahezu 1%!) der Probanden, die eine Impfung bekommen, eine Erinnerung an Aluminium und reagieren mit einer nachfolgenden Aluminiumüberempfindlichkeit auf spätere Aluminiumexpositionen. Diese Überempfindlichkeit kann wiederum schwere Immunreaktionen mit gravierenden gesundheitlichen Problemen wie Makrophagischer Myofasciitis, chronischer Müdigkeit und dem ASIA-Syndrom mit sich bringen. Diese Immunantwort auf Aluminium kann sich gegen alle Aluminiumdepots im Köper richten, die sich im Laufe der Zeit angesammelt haben. Als Aluminiumdepots gelten Injektionsstellen, Lymphknoten, und die bereits erwähnten Sammelstellen des Aluminiums: Das Gehirn und das Myelin. Das Myelin ist eine Schicht aus Lipiden und Proteinen, welche die Fortsätze der Nervenzellen von Wirbeltieren spiralförmig umgibt und elektrisch isoliert. Diesbezüglich finden wir im Falle von Multiple Sklerose - eine demyelinisierende Erkrankung – grosse Aluminiummengen im Urin, die mit Grundmaterialien des Myelinproteins ausgeschieden werden.

Hilfsstoffe aus Impfungen haben das Potenzial, Autoimmunerkrankungen zu verursachen. Es ist daher nicht verwunderlich, dass die gleichzeitige Verabreichung von zwei oder drei Immunhilfsstoffen oder eine wiederholte Stimulation mit dem gleichen Antigen die genetische Resistenz gegenüber Autoimmunerkrankungen abschwächen kann.

Etwa 1% der Personen, die einen aluminiumhaltigen Hilfsstoff erhielten, kann auf weitere Aluminiumexpositionen sensibilisiert reagieren.

Das Golfkriegssyndrom

Das Golfkriegssyndrom (GWS) kann der Gruppe der ASIA-Autoimmunkrankheiten zugeordnet werden. ASIA ist eine Abkürzung für eine durch die Hilfsstoffe einer Impfung hervorgerufene Autoimmunerkrankung (autoimmune syndrome induced by adjuvants). Um Erklärungen für dieses Syndrom zu finden, befassen sich Forscher momentan mit den Impfungen, besonders aber mit derjenigen gegen Anthrax (Milzbrand) welche ebenfalls Aluminium als Zusatzstoff beinhaltet. Tierversuche zeigen, dass nach der Injektion von Aluminiumhilfsstoffen schwere motorische Defizite und der Verlust von Motoneuronen im Nervensystem auftreten.

Die Impfungen können aber auch eine virale Enzephalopathie (Sammelbegriff für krankhafte Zustände des Gehirns unterschiedlicher Ursache und Ausprägung) auslösen und werden verdächtigt, Immunreaktionen zu unterdrücken. Und genau dies sind die Auslöser vom Golfkriegssyndrom und von Autismus. Bei den im Golfkrieg kämpfenden französischen Soldaten welche nicht geimpft wurden, konnte kein einziger Fall des GWS gefunden werden. Bei Amerikanischen und Englischen Soldaten hingegen konnte, egal ob sie im Irakkrieg dienten oder nicht, eine signifikante Anzahl von Autismusspektrumsstörungen und GWS festgestellt werden.

Es ist darauf hinzuweisen, dass die Symptome des Golfkriegssyndroms denen der Makrophagischen Myofasziitis sehr ähnlich sind.

Die Makrophagische Myofasciitis

Makrophagische Myofasciitis (MMF) ist eine schwere Autoimmunerkrankung, die durch die Ablagerung von den in Impfstoffen enthaltenen Aluminiumsalzen ausgelöst werden kann. Dadurch entsteht eine chronische Entzündungsreaktion im Muskel bei der Injektionsstelle. Die MMF, das Chronische Erschöpfungssyndrom (englisch chronic fatigue syndrome CFS) und eine Aluminiumbelastung zeigen sehr viele gemeinsame Symptome, wie Muskelschwäche, Muskelschmerzen und eine chronische Müdigkeit.

Gemäss dem Bericht der ANM gibt es keinen Zusammenhang zwischen den systemischen Symptomen (wie z.B. der chronischen Müdigkeit) und den durch Aluminium verursachten Zellschäden der Makrophagischen Myofasciitis. Laut Prof. Gherardi ist jedoch der Grund der Verneinung eines Zusammenhanges einfach: "Nur die kurzfristigen Nebenwirkungen der Impfstoffe wollen untersucht werden."

Ein Jahr nach der Veröffentlichung des Berichts der ANM ist immer noch nicht erforscht, was mit den Aluminiumpartikeln geschieht, nachdem sie in den Muskel injiziert wurden. Tierversuche zeigten, dass vier Tage nach der Injektion die Hälfte der Partikel in die Lymphknoten und den Blutkreislauf wandern; nach 21 Tage erscheinen sie in der Milz und in der Leber, und nach neunzig Tagen erreichen sie das Gehirn. Bei Mäusen konnte man sogar ein Jahr nach der Impfung noch Spuren von Aluminiumhilfsstoffen in ihren Gehirnen nachweisen.

Die Forschung beginnt einen Zusammenhang zwischen der Makrophagischen Myofasziitis (MMF) und Erkrankungen wie dem Chronischen Müdigkeitssyndrom und Autoimmunerkrankungen zu anerkennen (eine Fallstudie bestätigte zum Beispiel einen durch eine Impfung ausgelöste Typ 2 Diabetes bei einem MMF Patienten). Die körperliche Belastung durch Aluminium weist gemäss diesen Forschungen auf einen Zusammenhang zwischen der

Makrophagischen Myofasziitis und dem Chronischen Müdigkeitssyndrom hin. Die krankhaften körperlichen Zustände der MMF-Patienten konnte in Tierversuchen reproduziert werden und die Anwesenheit von Aluminium in ihren Zellen und im Urin wurde nachgewiesen.

Darüber hinaus gibt es Beweise, dass Aluminium bei verschiedenen Erkrankungen des Zentralnervensystems verantwortlich sein könnte, darin ist auch ein Fall eines Patienten mit Multipler Sklerose enthalten, welcher nach einer Injektion eines Aluminiumhilfsstoffes eine Makrophagische Myofasziitis entwickelte.

Die Multiple Sklerose (MS)

Es gibt Beweise, dass das Aluminium aus Impfstoffen Multiple Sklerose (MS) auslösen kann. Die Multiple Sklerose ist eine entzündliche Erkrankung des zentralen Nervensystems. Die Nervenfasern in Auge, Gehirn und Rückenmark verlieren fleckenförmig ihre Außenhülle (Myelinschicht). An diesen Stellen kommt es zu zahlreichen (multiplen) Vernarbungen (Sklerosen). Das injizierte Aluminium gelangt durch den Muskel ins lymphatische System und danach ins zentrale Nervensystem. Bei sensibilisierten Personen, welche bereits eine Überbelastung mit Aluminium aufweisen, kann sich Aluminium – ein starkes Oxidationsmittel - im Myelin ansammeln, wo es den Eisenstoffwechsel stört und einen oxidativen Stress verursacht. Bei MS Patienten ist die Aluminiumausscheidung im Urin sehr hoch, sie befindet sich auf einem ähnlich hohen Niveau wie bei Aluminiumvergiftungen beobachtet werden kann. Die extrem hohe Aluminiumausscheidung, die wir bei der MS beobachten, könnte mit der vorherigen Beeinträchtigung der Myelinschicht im Zusammenhang stehen. Die Demylienisierung kann durch die Ausscheidung der Myelinproteine erklärt werden.

Das Auftreten von MS wurde häufig auch bei an Makrophagischer Myofasciitis leidenden Patienten beobachtet. Wie Tierversuche zeigten, sammelt sich das Aluminium im Myelin an und wird dort eingelagert. Somit ist das Myelin eine bevorzugte Zielscheibe der giftigen Wirkung des Aluminiums.

Berichte über Aluminiumvergiftungen haben die charakteristische Demyelinisierung im Rückenmark sowie im Hippocampus bestätigt.

Neurotoxizität von Aluminium

Gemäss dem ANM-Bericht konnte dem "Aluminium aus Lebensmitteln wie auch aus Hilfsstoffen kein einziger Beweis einer Giftigkeit für das Nervensystem (Neurotoxizität) nachgewiesen werden". Doch der Bericht erwähnt immerhin folgendes:

Man ***weiss*** *seit den 1920er Jahren, dass die Neurotoxizität von Aluminium zum Auftreten von Gedächtnisstörungen führt. Mehrere Publikationen erkannten Aluminium als belastenden Faktor oder sogar als mögliche Ursache anderer "neurodegenerativen" Erkrankungen des Nervensystems wie: Amyotrophe Lateralsklerose, Demenz, Parkinson und dem Golfkriegssyndrom (GWS). Die Ursache und der Auslöser von Alzheimererkrankungen bleiben aber unbekannt. Die* ***Neurotoxizität*** *von Aluminium, die Gedächtnisstörungen und auch breitere kognitive Beeinträchtigungen hervorruft, könnte bei der Entstehung der Alzheimererkrankung ursächlich beteiligt sein.*

Die FDA (U.S. Food and Drug Administration) sagt, "dass trotz der Tatsache, dass die Giftigkeit von Aluminium klinisch nicht nachweisbar ist, sie bei bestimmten Zielgruppen, wie zum Beispiel bei Säuglingen, schwerwiegende Wirkungen haben kann und dies wahrscheinlich häufiger der Fall sei als allgemein bekannt“ ist.

Forscher haben schon 1996 behauptet, dass Impfstoffe mit Vorliebe das Zentralnervensystem schädigen. Eine Studie im *New England Journal of Medicine* aus dem Jahre 1997 bestätigt die Neurotoxizität von Aluminium bei Säuglingen. 2001 wies eine Fallstudie auf "die ausserordentliche Neurotoxizität von Aluminium" hin, die "offenbar wegen des direkten Zugangs von Aluminium über die Cerebrospinalflüssigkeit zum Hirnparenchym" zu derart schädlichen Nebenwirkungen führen kann.

Aluminium ist ein starkes Nervengift und kann die pränatale und postnatale Gehirnentwicklung bei Menschen und, wie experimentell bewiesen, auch bei Tieren, negativ beeinflussen. Bereits geringe Aluminiummengen können eine neurotoxische Wirkung entfalten und als Aluminiumhilfsstoff in Impfungen folglich zu Neuroimmunstörungen führen.

Hilfsstoffe beeinträchtigen die wichtigsten Elemente der neurologischen Entwicklung und der Immunfunktion. Das Nervensystem ist somit eine Art Zielscheibe der giftigen Wirkung des Aluminiums, da das Aluminium direkt in das Hirngewebe gelangt, aus welchem es aber fast nicht mehr ausgeschieden werden kann. Injektionen von Aluminium enthaltenden Impfstoffen an 4-wöchigen Mäusen verursachten einen vorübergehenden Spitzenwert von Aluminium im Gehirn am zweiten und dritten Tag nach der Injektion (dies zeigt auch, dass selbst eine voll entwickelte Blut-Hirn-Schranke den

Eintritt ins Hirngewebe nicht verhindern kann). Bei Versuchen mit jungen Mäusen konnte gezeigt werden, dass Injektionen von Aluminiumhilfsstoffen, welche zu ähnlichen Bedingungen wie bei den Menschen verabreicht werden, die motorischen Nervenzellen zerstören, die motorische Fähigkeiten einschränken und das räumliche Gedächtnis verschlechtern.

Aluminium hat alle erforderlichen biochemischen Eigenschaften, um neurologische und immunologische Erkrankungen auszulösen. Die Aluminiumhilfsstoffe verursachen Autoimmun-Entzündungsreaktionen im Gehirn. Aluminium wird als ein Mitverursacher von neurodegenerativen Erkrankungen betrachtet und trägt zur Zerstörung des Nervensystems in spezifischen ZNS-Regionen bei. Als Hilfsstoff kann Aluminium ins ZNS eindringen und zu motorischen Defiziten und Degeneration der Motoneuronen führen.

Die normale Gehirnfunktion hängt vollumfänglich von einer gesunden Blut-Hirn-Schranke (BHS) ab. Jeder Wirkstoff, der die Eigenschaften dieser Membran verändern kann, hat das Potential, neurotoxische Vorgänge zu verursachen. Genetische Prädispositionen könnten zusätzlich eine Ursache für Reaktionen auf den Aluminiumhilfsstoff darstellen. Mit Tierversuchen konnte nachgewiesen werden, dass sich kleine neurotoxische Mengen während des gesamten Lebens ansammeln, welche irgendwann ausreichen, neurodegenerative Erkrankungen bei Tieren, die ansonsten gesund und ohne bekannte genetische Veranlagung sind, zu verursachen. Damit erklärt sich, warum fast 1% der Personen die Aluminiumhilfsstoffe aus Impfungen erhielten, eine nachfolgende Sensibilisierung gegen Aluminium aufweisen, die sich in der Folge durch Auffrischimpfungen vergrössern kann.

Aluminium hat auch eine schädliche Wirkung auf die Myelinscheide. Im Myelin entfaltet das Aluminium seine Giftigkeit, da es sich dort anreichert. Die Aluminiumvergiftung ist somit mit einer dramatischen Ausdünnung der Myelinscheide im Rückenmark und im Hippocampus verbunden. Die Beeinträchtigungen der Myelinscheide können zu Gedächtnis- und Wahrnehmungsproblemen führen. Zudem steigt das Risiko mit dem Alter zusätzlich, da der Myelinverlust mit einer Verschlechterung der Nierenfunktion zusammenhängt.

Aluminium kann oxidative Störungen, die als Vorläufer von Nervenerkrankungen gelten, auslösen. Das menschliche Gehirn ist der Hauptangriffspunkt für die oxidativen Schädigungen, die durch Aluminium ausgelöst werden. Aluminium kann somit Autoimmunreaktionen wie zum Beispiel das ASIA-Syndrom verursachen. Leider können diese Krankheitsprozesse, die durch Aluminium ausgelöst wurden, auch mit einer Chelat-Therapie nicht aufgehalten werden.

Wie bereits erwähnt, wurde bei einem an SIDS gestorbenen Kindes bei der Autopsie eine hohe Aluminiumkonzentration im Gehirn gefunden. Auch die Autopsien von sechs Babys zwischen 4 und 17 Monaten, die innerhalb von 48 Stunden nach der Impfung mit Sechsfachimpfstoffen starben, wiesen krankhafte Zustände des Nervensystems, einschliesslich einer beschädigten Blut-Hirn-Schranke auf. Bei Erwachsenen führen die Belastungen mit dem Aluminiumhilfsstoff zu kognitiven Beeinträchtigungen, schweren neurologischen Störungen, dem Chronischen Müdigkeitssyndrom und Autoimmunerkrankungen. So zeigte die Gehirnanalyse von zwei jungen Mädchen, die nach einer HPV-Impfung an einer Autoimmun-Vaskulitis (Vaskulitiden sind eine durch das Immunsystem aktivierte Entzündungen der Blutgefäße) gestorben sind, die Anwesenheit von HPV-Antikörpern in ihren Gehirnen. Es wurde bereits beschrieben, dass Nanopartikel der Aluminiumhilfsstoffe die Blut-Hirn-Schranke durchdringen und sich im Gehirn ansammeln, wo sie entzündliche Nebenwirkungen auslösen können. Die Autoren der Analyse erklären die Anwesenheit dieser Antikörper durch den Mechanismus der "Trojanischen Pferde": Die gefundenen HPV-Antikörper wurden folglich durch Makrophagen bis ins Gehirngewebe transportiert.

Alzheimer Erkrankungen

Zu Beginn des Abschnittes ein Zitat zum Thema Aluminium aus der ‚Repère médical' (Medizinische Zeitschrift):

Aluminiumhydroxid ist ein Zusatzstoff in Impfungen, welcher verwendet wird, um die Immunantwort zu erhöhen. Es handelt sich um ein chemisches Produkt, welches oft schlimme Allergien und Gehirnverletzungen, welche denen von Rinderwahnsinn gleichen, verursacht. Seit mehreren Jahren wird Aluminium verdächtigt, Alzheimererkrankungen auszulösen. Man befasst sich schon mehr als zwanzig Jahre mit der giftigen Wirkung von Aluminium, sie ist aber erst seit 1999 offiziell von der Französischen Medikamentensicherheitsbehörde und der OMS anerkannt, was aber weder Impfpolitisch noch in der Impfstoffherstellung zu Veränderungen geführt hat.

Wir wissen seit den 1920er Jahren, dass die Neurotoxizität (Nervengiftigkeit) von Aluminium zu Gedächtnisstörungen führt. Mehrere Veröffentlichungen haben Aluminium als belastenden Faktor, oder sogar als Ursache anderer "neurodegenerativen“ Krankheiten des Nervensystems belegt: Amyotrophe Lateralsklerose, Demenz und Parkinson-Krankheit, Golfkriegsyndrom (GWS) und weitere. Die Ursache und der Auslöser der Entstehung von Alzheimererkrankungen bleiben aber unbekannt. Da die Neurotoxizität von Aluminium, Gedächtnisstörungen und möglicherweise auch breitere kognitive Beeinträchtigungen hervorzurufen vermag, ist die Mitwirkung an der Entstehung von Alzheimererkrankungen offensichtlich.

Die ANM minimiert die Gefährlichkeit von Aluminium aufgrund von Tierversuchen, wo die Tiere "im Gehirn eine viel geringere Menge von Aluminium als in anderen Organen" aufweisen, und hält fest, dass "die Aluminiummenge, welche durch eine Impfung in den Körper gelangt, im Vergleich mit anderen täglichen Quellen, sehr gering bleibt".

An dieser Stelle sollten wir uns in Erinnerung rufen, dass es von der Neurotoxizität von Aluminium keine festgelegten Sicherheitsgrenzen geben kann, weil das zentrale Nervensystem gegenüber den schädlichen Wirkungen des Aluminiums individuell empfindlich ist. Zudem macht der Vergleich mit anderen alltäglichen Aluminiumquellen (hauptsächlich über die Nahrung aufgenommen) keinen Sinn: Das oral aufgenommene Aluminium wird nur zu etwa 0,1-1% in den systemischen Kreislauf aufgenommen, während das in Impfstoffen enthaltene Aluminium zu fast 100% absorbiert wird. Anderseits ist die Halbwertszeit des oral verabreichten Aluminiums kurz (ca. 24 Stunden). Im Falle von Aluminiuminjektion ist es für die Nieren schwierig, das Aluminium aufgrund seiner Partikelgrösse zu binden und auszuscheiden. Daher kann das Aluminium aus Impfstoffen eher zu neurologischen Schäden führen als das oral Verabreichte. Obwohl die Tierversuche nicht beweisen können, dass Aluminium ein Risikofaktor für die Entstehung von Alzheimererkrankungen darstellt, zeigen sie, dass bestimmte Merkmale der Läsionen, die auch bei der Alzheimererkrankung zu finden sind, durch Aluminiuminjektionen reproduziert werden können. Da normalerweise junge Tiere für die Tierversuche verwendet werden, wäre es zudem interessant zu wissen, ob ältere Tiere gleich reagieren wie junge Tiere.

Gemäss dem ANM-Bericht "wurden zur Ausleitung von Aluminium auch Chelat-Therapien vorgeschlagen. Eine therapeutische Methode, die für Alzheimer-Patienten zu keinen überzeugenden Ergebnissen geführt haben". Trotzdem zeigt eine Studie von 1996, dass die Chelat-Therapie tatsächlich erfolgreich zur Behandlung von Alzheimer-Patienten eingesetzt wird, auch wenn sie sich als weniger wirksam erweist, als gegen sonstige Aluminiumvergiftungsformen. Auch wenn die Ergebnisse nicht eindeutig waren, sollten wir nicht vergessen, dass Aluminium das Potential hat, Krankheitsprozesse auszulösen, die sich trotz der stetigen, jedoch zu langsamen Abnahme der Aluminiumkonzentration im Organismus, weiter entwickeln können.

Der Bericht der ANM behauptet, dass "eine geringe Anzahl intramuskulärer Injektionen von kleinen Aluminiumdosen nicht für kognitive Beeinträchtigungen verantwortlich sein können, welche einerseits schlecht systematisch erfasst seien und deren klinische

Merkmale und deren Entwicklung anderseits nicht mit denjenigen der Alzheimererkrankung verglichen werden könnten". Eine solche Aussage berücksichtigt nicht, dass das ASIA-Symptom als Folge von Impfungen aufgetreten ist und dass das Wiederauftreten nach Wiederholungsimpfung sogar bestätigt ist. Ebenso ist es absurd von "wenigen Injektionen" zu sprechen, wenn Kindern in ihren ersten sechs Lebensmonaten an drei Terminen regelrechte Impfserien verabreicht werden!

Die Gehirne von Alzheimer-Patienten enthalten Amyloid Plaques und Tau-Protein Bündel. Eines der Hauptmerkmale der Alzheimer-Krankheit ist die Anhäufung amyloider Plaques zwischen den Nervenzellen im Gehirn. Amyloid ist der Oberbegriff für Proteinbruchstücke, die der Körper produziert. Im gesunden Gehirn werden diese Bruchstücke zersetzt und vernichtet. Bei der Alzheimer-Krankheit aber häufen sie sich zu harten, unauflöslichen Plaques an. Tau-Fibrillen bestehen aus unauflöslichen, gedrehten Fasern, die sich im Innern von Hirnzellen finden. Sie bestehen überwiegend aus dem sogenannten Tau-Protein. Bei der Alzheimer-Krankheit ist das Tau-Protein krankhaft verändert. Es findet zudem ein erheblicher Abbau von Nervenzellen in mehreren Teilen des Gehirns statt. Verschiedene Studien haben die Anwesenheit von Aluminium im Gehirn mit krankhaft veränderten Tau-Proteinen in Verbindung gebracht. Frühste Beschreibungen von erhöhten Aluminiumkonzentrationen in Gehirnen von Alzheimer-Patienten stammen aus dem Jahr 1973. Es besteht also ein Zusammenhang zwischen der Aluminiumakkumulation im Blut und der Alzheimererkrankung. Mittlerweilen ist auch bekannt, dass sich Aluminium in höheren Konzentrationen in denjenigen Gehirnregionen ansammelt, die auch bei Alzheimererkrankungen betroffen sind (übrigens sind die beiden Gehirnregionen Hippocampus und Amygdala auch bei Autismus-Patienten betroffen). Bei Alzheimer-Patienten sammelt sich das Aluminium in der Hauptschlagader, die das Blut an den Hippocampus liefert. Bei Erwachsenen kann die Aluminiumexposition neurologische Ausfälle auslösen, die ansonsten altersbedingt sind und denjenigen der Alzheimererkrankung gleichen.

Studien an eineiigen Zwillingen zeigten, dass in 60% der Fälle nur ein Zwilling von Alzheimer betroffen ist, was die Umweltfaktoren als eine wichtige Ursache der Krankheit hervorhebt. Unter allen berücksichtigten Faktoren ist Aluminium das einzige Metall, welchem experimentell nachgewiesen werden konnte, dass es das Potential hat, feingewebliche krankhafte Veränderungen, die für Alzheimererkrankungen typisch sind, auszulösen.

Die Hypothese, dass Aluminium in bedeutsamer Weise, und mehr als jeder andere untersuchte Faktor, das Auftreten von Alzheimererkrankungen begünstigt, oder sogar verursacht, beruht auf sehr standhaften experimentellen, wissenschaftlichen Studien und sollte deshalb nicht einfach ausgeschlossen werden.

Autismus

Die Hypothese, dass Aluminiumhilfsstoffe als Ursache von Autismus in Frage kommen, wurde bereits erwähnt. Die Ursache der Autismus-Spektrum-Störungen ist jedoch nach heutigem Stand der Schulmedizinischen Forschung zu 90% unbekannt!

Die im ANM-Bericht erwähnte Studie zeigt auf, dass Impfstoffe mit Aluminiumhilfsstoffen eine wesentliche Ursache am steigenden Vorkommen von Autismus in den Industriestaaten zu sein scheinen. Um dies zu untersuchen wendet die Studie die Hill Kriterien an: 8 Kriterien sind erfüllt, das neunte Kriterium ist nicht anwendbar, da die Autismus-Spektrum-Störungen (ASS) eine multifaktorielle Ursache haben. Die drei Kriterien, die gemäss dem ANM-Bericht die Schlussfolgerung erlauben, „dass ein Hilfsstoff Autoimmunerkrankungen auslösen kann" sind ebenfalls erfüllt! Es ist daher schwer zu verstehen, warum die ANM behauptet, dass der Aluminiumhilfsstoff ohne jegliche Beweise als Auslöser von Autismus verdächtigt wird, auch wenn es die drei Kriterien, welche die ANM im selben Bericht aufzählt, erfüllt.

Die Ursache der Autismus-Spektrum-Störungen (ASS) ist grundsätzlich zu 90% unbekannt. Vor 1930 und der Einführung der Impfungen, gab es Autismus nicht. Ebenfalls in Gemeinschaften, die keine Impfstoffe verwenden, kommt Autismus nicht vor. Bis zum Anfang der 1980er Jahre waren Autismus-Spektrum-Störungen gering (<5 pro 10.000 Kinder). In den frühen 2000er Jahren hat sich die Menge von aluminiumhaltigen Impfungen im Impfplan um fast 20% erhöht. Aufgrund des bekannten Zusammenhangs zwischen Epilepsieanfällen und Autismus ist die alarmierende Zunahme der Epilepsieanfälle seit dem Jahr 2000 beunruhigend.

Zwischen 2000 und 2002 wurde geschätzt, dass Autismus ungefähr 1 von 150 Kinder betrifft. Zwei Jahre später wurde bei 1 von 125 der achtjährigen Kinder Autismus diagnostiziert. So ist in einem Bericht des amerikanischen Kongresses von 2003 auch nachzulesen:

Der Anstieg des Autismus ist real und kann weder durch Veränderungen der diagnostischen Kriterien noch durch eine bessere Diagnostik erklärt werden.

Das Gegenteil scheint der Fall zu sein, nämlich, dass die diagnostischen Kriterien für Autismus-Spektrum-Störungen restriktiver werden, was eigentlich zur Folge haben sollte, dass weniger ASS diagnostiziert würden.

Im Jahr 2006 betraf Autismus 1 von 110 Kindern. 2008 waren 1 von 88 betroffen. Kanadische Forscher konnten zeigen, dass "die mit Impfstoffen geimpften Menschen, die in den USA von 1991 bis 2008 gemäss Impfplan geimpft wurden, eine hoch signifikante lineare Korrelation mit dem Auftreten von Autismus-Spektrum-Störungen aufweisen".

Eine im Jahre 2011 veröffentlichte Studie, die Kinder aus verschiedenen US-Staaten während der Zeitspanne von 2001 bis 2007 erfasste, welche die üblichen Impfstoffe erhielten, bestätigte einen positiven Zusammenhang zwischen der Anzahl Impfungen und dem Auftreten von Autismus oder Sprachstörungen. Für jeden 1%igen Impfratenanstieg wurden bei weiteren 680 Kinder die Diagnose Autismus oder Sprachverzögerung gestellt.

Im Jahr 2011 zeigten 1 von 6 Kinder Entwicklungsstörungen (alle Ursachen). Es ist zu beachten, dass jeder "Autismus-Epidemie" eine Steigerung der an Kindern verabreichten Anzahl Impfungen vorausgeht.

Im März 2013 zeigte das Magazin *Forbes,* dass künftig gemäss Schätzung des amerikanischen CDCs (Centers for Disease Control and Prevention, Zentren für Krankheitskontrolle und Prävention) 1 von 50 Kindern von Autismus betroffen sein wird. Die American Academy of Pediatrics bestätigte bereits, dass bei einem von 63 Kindern die Diagnose Autismus gestellt wird. Gemäss der *Times*, haben die Autismusfälle in den USA seit 2012 um 30% zugenommen! Die Tatsache, dass die Anzahl der Autismus-Spektrum-Störungen in den vergangenen zwei Jahrzehnten so deutlich gestiegen ist, weist deutlich auf eine Umweltkomponente hin.

Während der Zeit der pränatalen Entwicklung und in den ersten Lebensjahren ist das Gehirn für neurotoxische Angriffe äusserst anfällig. Während der ersten vier Lebensmonate wird intensiv geimpft- und genau dies ist die Zeit zahlreicher kritischer Hirnreifungs- und Verhaltensentwicklungsschritte. Diese kritischen Entwicklungsstufen (Spracherwerb, Schlafzyklen, etc.) sind auch bei Kindern mit Autismus beeinträchtigt: Bei autistischen Kindern zeigen sich die ersten Anomalien in der kritischen Phase (0 bis 2 Jahre). In dieser Zeit ist die Hirnreifung – die sich durch zwei ergänzende Prozesse charakterisiert, die Apopotose und die Myelinisierung – dysfunktional. Denn, wie wir bereits ausgeführt haben, greift das Aluminium genau das Myelin an womit das Apoptoserisiko (Form des programmierten Zelltods) steigt.

Die gleichzeitige Verabreichung von zwei oder drei Immunadjuvantien oder eine wiederholte Stimulierung des Immunsystems mit dem gleichen Antigen, kann die genetische Resistenz gegen Autoimmunkrankheiten bei Tieren ausschalten. Autoimmunerkrankungen scheinen eine unvermeidliche Konsequenz einer Überstimulation des Immunsystems durch Impfungen mit einem einzigen Antigen zu sein (es ist aber auch anzumerken, dass die Kinder mit der Diagnose Autismus sowohl auf Aluminium enthaltende

Impfstoffe als auch auf aluminiumfreie Impfstoffe reagiert haben könnten). Zudem wurde das ASIA-Syndrom bei Erwachsenen nach aluminiumhaltigen Impfstoffen beobachtet. Fast **1% der Patienten, die Impfungen mit Aluminiumhilfsstoffen erhalten, weisen eine nachfolgende Sensibilisierung gegenüber Aluminium auf.**

Zahlreiche Studien haben bei Kindern mit Autismus einen Glutathionmangel festgestellt. Glutathion ist ein starkes Antioxidans das bei der Ausscheidung von Aluminium eine wichtige Rolle spielt. Ein Glutathionmangel wie auch eine Infektion zum Zeitpunkt der Impfung, und das gilt auch für eine einfache Erkältung, erhöhen das Risiko der Aluminiumtoxizität. Diese Elemente werden auch als Faktoren einer Veranlagung für Impfschäden betrachtet. Aufgrund einer dadurch entstandenen verminderten Fähigkeit, Aluminium auszuscheiden, tendiert der Organismus dazu, das Aluminium zu speichern. Bei Autisten ist die Blut-Hirn-Schranke wahrscheinlich aufgrund von Entzündungsstressfaktoren die durch Umwelteinflüsse ausgelöst wurden, beschädigt. Die Beschädigung der Blut-Hirn-Schranke durch Aluminium erhöht ihre Durchlässigkeit, was im ZNS und im Gehirn zu Entzündungen führt und die Anfälligkeit auf Autoimmunkrankheiten vergrössert. Die Aluminiumhilfsstoffe könnten deshalb Autoimmunerkrankungen und schädliche entzündliche Vorgänge verursachen und aufgrund der Durchlässigkeit der Blut-Hirn-Schranke neuronale Funktionen beeinträchtigen. Zu den gut dokumentierten Vergiftungssymptomen durch Aluminium, welche auch bei Autismus-Spektrum-Störungen vorkommen, gehören der Sprachverlust, kognitive Störungen, Verhaltensstörungen, ein erhöhtes Vorkommen von Krampfanfällen (Epilepsie steht auch mit einer Aluminiumvergiftung in Verbindung), Gehirnentzündung (Persönlichkeitsveränderungen und neurologischen Störungen werden ebenfalls Aluminium zugeschrieben), und ein Abbau der Myelinscheide...

In den allermeisten Fällen tritt Autismus (in dem Fall als "regressiv" bezeichnet) bei Kindern, die sich in der Regel bis zur Impfung normal entwickelt hatten, vor dem dritten Altersjahr auf. Anscheinend ist die Entwicklung einer gesunden Immunfunktion ab dem zweiten Lebensjahr nicht mehr normal, was im Zusammenhang mit dem Impfplan steht. Es ist zu beachten, dass auch bei Erwachsenen von Autismus-Spektrum-Störungen nach Impfungen berichtet wurde, wie z.B. bei Golfkriegssoldaten, welche diejenigen Impfungen erhielten, die verdächtigt werden, das GWS (Golfkriegssyndrom) auszulösen.

Eine Studie des prestigeträchtigen MIT (Massachusetts Institute of Technology) liefert „ernst zu nehmende Beweise, die auf eine Verbindung zwischen Autismus und dem Aluminium aus Impfstoffen hinweisen“. Die Studie weist auch auf einen signifikanten Zusammenhang zwischen bestimmten Nebenwirkungen (Entzündung des Bindegewebes der Zelle, epileptische Anfälle, Depressionen, Müdigkeit, Schmerzen, Tod) und aluminiumenthaltenden Impfstoffen hin.

Mehrere Studien haben eine Korrelation zwischen der Häufigkeit von Autismus (und Entwicklungsstörungen) und Impfungen in der frühen Kindheit gefunden. Eine hochsignifikante Korrelation zwischen Autismus und der Impfung gegen Hepatitis B konnte eindeutig nachgewiesen werden. Eine andere Studie zeigte, dass Kinder mit Autismus hohe Aluminiummengen im Körper aufweisen. Durch seine Verwendung als Hilfsstoff in Impfungen ist Aluminium an der Entstehung von Autismus beteiligt.

Wir haben gesehen, dass Aluminiumhilfsstoffe alle biochemischen Eigenschaften besitzen, um neurologische Probleme oder Immunerkrankungen auszulösen. Autismus ist eine systemische Erkrankung, die sich durch eine gestörte Immunität und ein erkranktes ZNS ausdrückt. Es ist deshalb wichtig, einen Zusammenhang nicht von vornherein auszuschliessen.

Abschliessend äussern wir den gleichen Aufruf wie der amerikanische Kongress im Jahre 2003: **wenn wir Autismus heilen wollen, müssen wir zuerst die Ursache von Autismus finden**!

Hilfsstoffe und Autoimmunerkrankungen

Ein Artikel aus dem Jahr 2010 zeigt auf, dass Viren, Bakterien und menschliche Eiweissstrukturen so viele Aminosäuresequenzen (grosse molekulare Mimetik) gemeinsam haben, dass der Körper wahrscheinlich eine Art Immuntoleranzen-Mechanismus benutzt, um zu vermeiden, dass eine normale Erkrankung autoimmunologische Prozesse auslöst. Folglich reagiert der Körper typischerweise nicht gegen Impfantigene, da die Ähnlichkeit der Antigenstrukturen zu den körpereigenen Eiweissen zu hoch ist. Würde der Organismus gegen solche Eiweissstrukturen reagieren, würde er auch gegen eine hohe Anzahl seiner eigenen Strukturen reagieren. Die Schlussfolgerung des oben erwähnten Artikels ist also, dass es notwendig ist, eine Immunreaktion durch Hilfsstoffe auszulösen, da sonst keine Immunreaktion gegen die Antigene ausgelöst würde, da sie denjenigen des Menschen ja zu ähnlich sind. Somit kann man auch annehmen, dass Autoimmunerkrankungen durch die Manipulation des Immunsystems durch Hilfsstoffe ausgelöst werden.

Impfungen wurden und werden mit zahlreichen Nebenwirkungen in Verbindung gebracht, einschliesslich Autoimmunerkrankungen, rheumatoider Arthritis, Diabetes mellitus, Sehnerventzündung, Multiple Sklerose, Lupus (Schmetterlingsflechte), Tumor des Lymphgewebes und Leukämie... Die gleichzeitige Verabreichung von zwei oder drei Immunhilfsstoffen kann den natürlichen genetischen Schutz gegenüber Autoimmunerkrankungen bei Tieren schwächen.

Der ANM-Bericht bestätigt, dass „aus theoretischer Sicht die Injektion eines Hilfsstoffes, Autoimmunerkrankungen auslösen kann", z.B. durch den Prozess der molekularen Ähnlichkeit. Aber er relativiert zugleich, dass "das Auftreten von Autoimmunerkrankungen nach Impfungen nie offiziell nachgewiesen werden konnte und es keine Belege dieser besorgniserregenden Tatsachen gibt, die einer fundierten Analyse standhalten". Der Bericht betont vielmehr, dass "experimentell nachgewiesene Autoimmunerkrankungen in Tierversuchen nur bei einigen wenigen Tieren auftraten, die eine bestimmten genetischen Anfälligkeit aufwiesen". Das mag stimmen, doch fast 1% der Menschen welche Aluminiumhilfsstoffe erhalten, reagieren auf eine nachfolgende Verabreichungen von Aluminium sensibilisiert. Trotzdem wird diese bekannte Sensibilisierung auf das Antigen oder auf einen anderen Impfstoffbestandteil einfach ausser Acht gelassen ...

Eine weiteres Argument des Berichts lautet: "Eine zweite Injektion des Autoantigens (eine Art Auffrischungsimpfung) bewirkt ja auch keinen Krankheitsrückfall.“ Eine solche Aussage berücksichtigt das Auftreten der ASIA-Symptome nach einer Impfung wie auch dessen bestätigtes Wiederauftreten nach einer Wiederholungsimpfung nicht.

Ein anderes Argument der ANM beruht auf der Aussage, dass "das Auftreten von Autoimmunerkrankungen die Verwendung von sehr hohen Autoantigendosen erfordert, also weit höheren Mengen als diejenigen, welche in Impfstoffen enthalten sind, insbesondere wenn man annimmt, dass das Impfstoff-Antigen nur durch Kreuzreaktionen wirken kann". Wir wissen, dass Aluminium sich mit der Zeit im Körper ansammelt und dass ein erheblicher Anteil (vermutlich fast 1 %!) der Menschen, die geimpft werden, eine immunologische Erinnerung, eine Art Gedächtnis aufbauen und später eine Überempfindlichkeit auf weitere Aluminiumexpositionen entwickelt. Diese ungünstige Immunantwort auf Aluminium kann sich möglicherweise später gegen alle vorhandenen Aluminiumansammlungen im Körper wenden. Dabei wird die Sensibilisierung gegen das Antigen oder gegen andere Impfstoffbestandteile nicht einmal berücksichtigt...

Der methodischer Ansatz, um die möglichen schädlichen Folgen eines Hilfsstoffes zu überprüfen

Die von der ANM verwendeten Kriterien, um zu belegen, dass ein Hilfsstoff eine Autoimmunerkrankung auslösen kann, sind:

- eine chronologische Beziehung
- epidemiologische Analysen

- die Forschung nach einer plausiblen Erklärung, warum der Körper abweichend funktioniert und welche Funktionsmechanismen zu der krankhaften Veränderung führen.

Einige Bemerkungen dazu: Auf der einen Seite interessiert uns, von welchen epidemiologischen Analysen hier gesprochen wird? Und auf der anderen Seite möchten wir wissen, wie der Impfstatus der Kontrollgruppe aussieht? Denn wie wir ja wissen, ist die normale Bevölkerung weitgehend geimpft und es wird als unethisch betrachtet, ein echtes Placebo (Kochsalzlösung) an die Kontrollgruppen zu verabreichen...

Falls es sich um eine Untersuchung der berichteten Nebenwirkungen handelt, ist es zusätzlich wichtig zu berücksichtigen, dass die Rückmelderate von Nebenwirkungen viel zu gering ist (nur 1-10% der Nebenwirkungen werden kommuniziert, und nur 1% der schweren Nebenwirkungen wurden der FDA gemeldet).

Zudem ist auch zu beachten, dass die von der ANM zitierte Studie über den Zusammenhang zwischen Autismus und Aluminium, die drei oben genannten Kriterien (und viele andere!) erfüllt. Trotzdem behauptet die ANM, dass es sich um eine Studie "ohne jegliche Beweise" handle!

Hepatitis-B-Impfstoff und Multiple Sklerose

Der ANM-Bericht zitiert zwei Studien, die anscheinend kein Argument für einen eventuellen Zusammenhang zwischen der Hepatitis-B-Impfung und MS lieferten. Eine dieser Studien war die Ursache für eine Kritik, die von Ärzten an die Redaktion einer Zeitung adressiert wurde. Diese Kritik prangerte einerseits die Selektionsverzerrung und anderseits folgende Tatsache an: Es gibt eine signifikante Korrelation zwischen der Hepatitis-B-Impfung und dem Auftreten von multipler Sklerose, wenn die Untergruppe von Frauen mit Multipler Sklerose, die vor dem Ausbruch der Krankheit geimpft wurden (d.h. vor dem Datum der Erfassung) mit der entsprechenden Untergruppe von gesunden Kontrollfällen verglichen wird (**relatives Risiko 12:** Konfidenzintervall von 95%, 1,3 von 110).

Die Autoren dieser Kritik greifen aber auch die zweite von der ANM zitierte Studie an. Sie kritisieren, dass die Autoren dieser zweiten Studie eine Risikodauer von weniger als drei Monaten für das Auftreten von MS nach einer Hepatitis-B-Impfung festlegten. Eine dritte Studie - von der ANM jedoch nicht erwähnt – zeigt auf, dass das Risiko, innerhalb von drei Jahren nach der Hepatitis-B-Impfung an MS zu erkranken 3,1-mal höher ist, als ohne Impfung. Eine vierte Studie kommt zu folgender Schlussfolgerung:

In einem festgelegten Zeitraum ab der Impfung gibt es für eine gewisse Zeit einen kausalen Zusammenhang zwischen der Hepatitis-B-Impfung und schweren Autoimmunerkrankungen bei bereits sensibilisierten Menschen, also denjenigen Menschen welche bereits geimpft waren.

Narkolepsie

In Frankreich wurden seit 2009 etwa 18 Fälle von Narkolepsie erfasst. [...] Der europäischen Regulierungsbehörden ist es bis heute nicht gelungen, einen Rückschluss über einen möglichen kausalen Zusammenhang zwischen der Impfung und dem Auftreten von Narkolepsie zu ziehen. [...] Darüber hinaus fällt es auf, dass die überwiegende Mehrheit der Fälle in Skandinavien beobachtet wurde.

Diese Aussagen sind in mehrfacher Hinsicht falsch. Seit 2014 ist bekannt, dass in ganz Europa mehr als **800 Kinder** von Narkolepsie betroffen sind, und dies aufgrund einer einzigen Impfung mit dem Pandemrix Impfstoff gegen die Schweinegrippe von 2009. In Frankreich wurden 25 Fälle erfasst. In Finnland stieg als Folge dieser Impfkampagne das Risiko von Narkolepsie bei geimpften Kindern und Jugendlichen um Faktor 13 (also mehr als 8 Fälle auf 100'000 Impfungen) und in Grossbritannien um Faktor 14,4. Schweden meldete 4,9 Fälle pro 100'000 Impfungen, während in Island die gemeldeten Narkolepsie Fälle auf 1 von 10'000 Pandemrix-Geimpften stieg...!

Basierend auf der Annahme, dass die Krankheit die nicht geimpfte Bevölkerung in 1 von 100'00 Fällen betrifft, entspricht dies folglich bei geimpften Kinder und Jugendlichen einem absoluten Risiko von 3 bis 7 Narkolepsie Fälle auf 100'000.

Ausserdem deckte die Seite *Pharmakritik* einige Monate später auf, dass der beobachtete Zusammenhang so offensichtlich ist, dass es unwahrscheinlich sei, dass andere, sogenannte Nebenfaktoren das Phänomen erklären könnten. Tatsächlich wurden in 90% der Narkolepsie-Fälle, die erkrankten Jugendliche mit dem Pandemrix-Impfstoff geimpft und die Symptome wurden in den folgenden zwei bis zehn Wochen nach der Impfung diagnostiziert. Im Februar 2013 haben die amerikanischen Centers for Disease Control and Prevention (CDC) den Zusammenhang zwischen Narkolepsie und dem Impfstoff gegen Influenza A (H1N1) bestätigt. Zusätzlich hat im Dezember 2013 die Zeitschrift *Nature* bestätigt, dass Narkolepsie eine Autoimmunerkrankung ist. Die Ergebnisse dieser veröffentlichten Studie erklären auch teilweise, weshalb der

Impfstoff gegen die Influenza von 2009 einen solchen Anstieg dieser Schlafstörungen verursacht hat.

ASIA-Syndrom- eine durch Hilfsstoffe hervorgerufene Autoimmunerkrankung

Das ASIA-Syndrom (autoimmune syndrome induced by adjuvants) umfasst zahlreiche von Hilfsstoffen induzierte autoimmunologische Erkrankungen. Die klinischen Störungen des ASIA Syndroms gleichen denjenigen, die nach Impfungen vorkommen können. Die Hypothese eines Hilfsstoff-Syndroms wurde von Professor Gherardi aufgrund der "absolut erstaunlichen" Übereinstimmung der Symptome seiner an Makrophagischer Myofasciitis und GWS (gulf war syndrome) erkrankten Patienten formuliert.

Der Bericht der ANM beschreibt das ASIA-Syndrom als "eine Reihe von klinischen Beobachtungen die auf den ersten Blick keinen Zusammenhang aufweisen", "eine Ansammlung von unterschiedlichen klinischen Daten ohne seriösen Zusammenhang", die auf "keinen wissenschaftlichen Beweisen" basieren. Der Bericht der ANM fordert deshalb "diese unbewiesenen und alarmierenden Thesen nicht publik zu machen". Ein kürzlich erschienener Artikel im *Le Quotidien du Médecin* erwähnte hingegen „Ängste (der medizinischen Akademie), über die Art und Weise, wie diese Überlegungen der Öffentlichkeit publik gemacht werden könnten“.

Eine Studie, die sich im November 2014 mit dem ASIA-Syndrom nach HPV-Impfung befasst hat, weist bei 100‘000 verwendeten Impfdosen 3,6 an das VAERS (Vaccine Adverse Event Reporting System, amerikanisches Meldesystem für Impfstoff-Nebenwirkungen und deren Schweregrad) gemeldete ASIA-Fälle nach. Diese Anzahl ist jedoch zu tief angesetzt, weil höchstens 1 bis 10% der Impfstoffnebenwirkungen deklariert wird. Diese Studie betont zudem die Plausibilität einer negativen Rolle der Aluminiumhilfsstoffe bei der Entwicklung des ASIA-Syndroms.

In Anbetracht aller Fakten, Beweisen und Ansichten, die im vorliegenden Text aufgezählt wurden, scheint es offensichtlich, dass die Art und Weise, wie mit dem ASIA Syndrom umgegangen wird, von purer Ignoranz gegenüber dem Prinzip der Verhältnismässigkeit zeugt. Die ANM, welche dieses Prinzip der Verhältnismässigkeit bei weitem nicht anwendet, bedauert die Tatsache, dass "es sehr schwierig ist, zu beweisen, dass ein vorliegender physiopathologischer Mechanismus nicht zutreffe". Diese Aussage macht die ANM trotz der Tatsache, dass der aluminiumhaltige Impfstoff mit schweren neurologischen Störungen, chronischer Müdigkeit und Autoimmunstörungen in Verbindung gebracht wurde... und dass die Nebenwirkungen der Hilfsstoffe das Potenzial haben, eine ganze "Reihe von klinischen Beobachtungen und Erfahrungen“ zu verursachen, „die auf den ersten Blick keinen Zusammenhang" mit den ASIA-Syndrom aufweisen.

Bei einer Minderheit der Individuen können Impfstoffe die Bildung von Auto-Antikörpern provozieren. Ferner könnten 1% der Aluminiumhilfsstoff Empfänger gegenüber Aluminium sensibilisiert sein und bei einer nachfolgenden Exposition mit einem Aluminiumhilfsstoff spezifische, monoklonale Aluminium Antikörper entwickeln. Strukturelle Ähnlichkeit zwischen einem Erreger und dem Epitope des Wirtes (ein Epitop ist ein Bereich der Oberfläche eines Antigens, an den ein Antikörper bindet. Antikörper sind normalerweise gegen Proteine gerichtet. In seltenen Fällen können auch

Antikörper gegen andere chemische Strukturen, wie zum Beispiel Aluminium, gebildet werden) ist der wahrscheinlichste Mechanismus, um den beschriebenen Zusammenhang zwischen Impfungen und Autoimmunerkrankungen zu erklären.

Mehrere Studien haben die verschiedenen Auswirkungen der Giftigkeit von Aluminium bei Kindern und Patienten mit Morbus Crohn Erkrankungen untersucht. Diese Mechanismen könnten tatsächlich Autoimmunreaktionen auslösen, die auch zum ASIA-Syndrom führen.

Diese Beobachtungen scheinen möglicherweise auf den ersten Blick "zusammengewürfelt" und "ohne fundierten Zusammenhang". Wir dürfen aber nicht vergessen, dass verschiedene Giftstoffe ähnliche Gesundheitsprobleme verursachen können, weil sie auf den gleichen zu Grunde liegenden Mechanismus eine negative Wirkung haben und somit spezifische Krankheiten auslösen können.

Warum Aluminium immer noch verwendet wird

Obwohl die zeitliche Verbindung zwischen Impfungen und schweren Nebenwirkungen offensichtlich ist, wird die Kausalität selten anerkannt. So wird häufig gefolgert,

- dass die Mehrheit der schweren Nebenwirkungen zufällig seien und
- bekannte, schwere Nebenwirkungen nach Impfungen, wie bleibende irreversible Schäden und Tod, sehr selten seien.

Das Fehlen eines nachweislichen Zusammenhangs zwischen schweren Nebenwirkungen und Impfungen könnte ganz einfach an den methodologischen Unzulänglichkeiten der Impfstudien liegen. Dass zudem eine grosse Anzahl der Impfsicherheitsstudien ein aluminiumhaltiges Placebo oder eine andere aluminiumhaltige Impfung in der Kontrollgruppe verwenden, verunmöglicht eine korrekte Berechnung der schweren Impfnebenwirkungen. Zusätzlich werden seit Beginn der Impfstoffstudien routinemässig alle Personen mit unterschwelligen gesundheitlichen Problemen (Frühgeburt, eigene oder familiäre Entwicklungsstörungen, neurologische Störungen wie auch Neigung zu Krampfanfällen und Überempfindlichkeit gegenüber aluminiumhaltigen Impfungen) aus den Studien ausgeschlossen. Aufgrund dieser Selektionsverzerrung kann gefolgert werden, dass die Anzahl von schlimmen Impfnebenwirkungen um einiges unterschätzt wird. All dies sollte von grossem Interesse sein, da genau diese oben genannten Leiden genau den Kontraindikationen der Impfungen entsprechen, welche in den gängigen Impfpackungsbeilagen aufgelistet werden. Aus all diesen Gründen bleiben die wahren Gesundheitsrisiken durch Impfungen unbekannt.

Das Nutzen-Risiko-Verhältnis

Trotz den nachgewiesenen Gefahren des Aluminiumhilfsstoffes, haben die verschiedenen Staaten und Kontrollstellen für Impfstoffe keine Notfallmassnahmen vorgesehen. Um dies zu rechtfertigen, berufen sie sich auf die "Nutzen-Risiko-Bilanz" - eine gefälschte Bilanz, da alles daran gesetzt wird, die Risiken zu minimieren und nicht erforschen zu müssen, indem ganz einfach die Risiken ignoriert werden.

Die Verwendung von Impfstoffen beruht auf der Annahme, dass ihre Nebenwirkungen weniger Risikoreich seien, als diejenigen der Krankheit, gegen die geimpft wird. In Anbetracht dessen, was schon ausgeführt wurde, ist es legitim festzustellen, dass die Folgen des heute üblichen intensiven Impfprogramms ein höheres Risiko darstellen, als wir uns jemals vorgestellt hätten. Die Anzahl und die Schwere der Impfnebenwirkungen ist genug gross, um die Aussage in Frage zu stellen, dass die Risiken der Krankheit schwerwiegender seien als diejenigen der Impfung. Ungeimpfte, oder später geimpfte Kinder sind weniger krank. Eine auf natürlichem Wege durchgemachte Krankheit verleiht eine nachfolgende Immunität gegenüber dieser Krankheit. Impfungen aber gelten weit verbreitet als ineffektiv und gefährlich. Die Anzahl der Fälle von plötzlichen Kindstod (SIDS, Sudden infant death syndrome) verringerten sich weitgehend nach einem Rückzug von Impfstoffen in Schweden und Japan. Aus dieser Hinsicht sind Impfstoffe ein viel grösseres Problem für das Immunsystem, als eine natürliche Infektion.

Nicht vergessen darf man, dass Impfstoffe keinen klinischen Doppelblind-Studien unterzogen werden. Somit kann ihre Toxizität nicht beurteilt und festgehalten werden, denn das Placebo weist im Allgemeinen eine gleiche, oder sogar noch höhere Aluminiumkonzentration auf, als die zu testende Impfung.

Die mit den Krankheiten und Impfungen im Zusammenhang stehenden Risiken variieren je nach geographischer Lage. Hier ein Beispiel des Masernimpfstoffes, der jedoch kein Aluminium enthält: In Industriestaaten beträgt das Risiko durch diese Krankheit zu sterben bei 0,1 bis 0,3% (abhängig von der Behandlung im Erkrankungsfall!). Dagegen liegt das durch die Nebenwirkung der Impfung hervorgerufene Autismus-Risiko bei 0,6% (mit Schätzungen bis zu 1-2%). Das Nutzen-Risiko-Verhältnis erfasst jedoch die Behandlungskosten der Nebenwirkungen nicht, die eindeutig auf den Einsatz von Impfungen zurückzuführen sind. Die Symptome der Patienten, die an Nebenwirkungen von Impfungen leiden, sind oft anhaltend und werden manchmal trotz der zahlreich verabreichten Medikamente chronisch. **Die Kosten welche für die Behandlung von Impfnebenwirkungen ausgegeben werden, fallen demzufolge heutzutage viel mehr ins Gewicht, als die Kosten die durch diejenigen Krankheiten verursacht werden, gegen die geimpft wird.** Der Rückgang der Krankheiten hat nachweislich nur sehr wenig mit den Impfungen zu tun, was ein Wiederaufkommen solcher Erkrankungen in Frage stellt.

In ähnlicher Weise wird die Nebenwirkungsüberwachung nach der Zulassung eines Impfstoffs ebenfalls nur stiefmütterlich behandelt.

Erinnern wir uns, dass die Rückmeldung von Nebenwirkungen sehr gering ist (nur auf 1-10% der Fälle wird hingewiesen und nur 1% der schweren Nebenwirkungen werden der FDA gemeldet).

Ein amerikanischer Kinderarzt prangerte in einem Artikel im Jahre 2008 den Schwachpunkt der Studien an, die das Aluminium rein waschen wollen: "Eingeschränkte Studien beeinträchtigen die Meinungsbildung". Er zitiert zudem die Cochrane Collaboration, die darauf hinweisen, dass die Entfernung des Aluminiums aus den

Impfstoffen zu umfangreichen Tests von komplett neu zusammengestellten Impfstoffrezepturen führen würde.

Vielleicht noch ein Wort zur Methodik zu den oft kritisierten nicht-unabhängigen Impfstudien. An Beispielen fehlt es nicht: In vielen Studien werden die Geimpften nur für vier bis sieben Tage überwacht. Eine viel zu kurze Zeitspanne, um die ernsthaften Nebenwirkungen, die schwerwiegender sind, als nur eine einfache Rötung an der Injektionsstelle, zu erkennen. Ebenso haben die Forscher, die den Zusammenhang zwischen dem Golfkriegssyndrom (GWS) und der Impfung gegen Milzbrand (welche Aluminium enthielt) untersuchten Probanden, die von Nebenwirkungen der Impfung berichteten, kurzerhand aus ihrer Studie ausgeschlossen! In Anbetracht des Ziels ihrer Studie, wäre es offensichtlich gewesen, dass genau diese Probanden nicht aus der Studie hätten ausgeschlossen werden dürfen!

Nicht zuletzt sind die Spezialisten, welche diese Studien kritisieren sollten, meistens bezahlte Berater der Aluminium- und/oder Pharmaindustrie.

Schließlich zeigen unsere zurzeit verfügbaren Daten, dass der Rückgang der Sterblichkeit infolge Kinderkrankheiten nur in geringerem Masse auf die Impfungen zurückzuführen ist. Als Beispiel dient ein Universitätsartikel aus dem Jahre 1977, der erklärt, dass der Rückgang der Sterblichkeit bei den meisten Infektionskrankheiten schon vor der Entdeckung der "Ursache" der Erkrankung oder einer angeblichen "Heilungsmöglichkeit" aufgetreten ist. Der Hauptgrund für diesen Rückgang ist die Erhöhung des Lebensstandards (Hygiene, Ernährung usw.) und der durchschnittliche Lohn. Die Schlussfolgerung dieses Artikels, der sich mit Grippe, Lungenentzündung, Diphtherie, Keuchhusten und Kinderlähmung befasst hat, ist Folgende:

Es wird geschätzt, dass seit 1900 nur maximal 3,5% des gesamten Rückgangs der Sterblichkeit der hier erwähnten Krankheiten medizinischen Massnahmen (Impfstoffe und Behandlungen) zugeschrieben werden kann.

Ein Artikel in der Zeitschrift *Journal of Nutrition* aus dem Jahr 2000 weist ebenfalls darauf hin, dass der Rückgang der Säuglingssterblichkeit eng mit der biologischen Umgebung verbunden ist: Weniger Personen im gleichen Haushalt, bessere Wasserqualität, persönliche Hygiene und Abwassersysteme (Kanalisationen). Es ist der Rückgang der Todesfälle aufgrund von Durchfall bei Kindern - vor dem Aufkommen der Antibiotikaära! - welcher am meisten zur Senkung der Kindersterblichkeit beigetragen hat.

Alle diese Fakten widersprechen eindeutig dem Bericht der ANM, der besagt:

Ein Moratorium über die Verwendung von Impfstoffen die Aluminiumhilfsstoffe enthalten, würde die Mehrheit der Impfungen unbrauchbar machen und somit verunmöglichen. Das Wiederauftreten von Krankheiten, die durch die Impfung verhindert wurden, würde sicher eine höhere Krankheitsrate mit sich bringen als die hypothetisch den Hilfsstoffen zugeschriebenen Krankheiten, wie neurologische Erkrankungen und Autoimmunkrankheiten.

Schlussfolgerung

Nach der Lektüre dieses Buches und der Kenntnisnahme des aktuellen Stands der herstellerunabhängigen, wissenschaftlichen

Forschung, ist es waghalsig zu behaupten, dass Aluminium für die dargestellten Nebenwirkungen nicht verantwortlich sei. Mindestens ein beachtlicher Teil der Nebenwirkungen scheint durch Aluminium ausgelöst zu werden. Der Grund der Weigerung der ANM, diese Tatsache zu anerkennen, liegt gemäss einer These der renommierten Harvard- Universität möglicherweise an einer grossen institutionellen Korruption rund um die Pharma. Die Folgen für die Patienten sind "Millionen von Nebenwirkungen".

Die ANM sorgt sich tatsächlich über eine eventuell bekannte Toxizität von Aluminium, aber nicht in Bezug auf die Gesundheit der Bevölkerung, sondern in Bezug auf Investitionen und Umsatzverluste, die für die Pharma resultieren würden: "Wenn die Forschung versuchen würde, einen Aluminiumersatz zu finden, könnte dieser Ersatz erst nach langen und umfangreichen Tests und Kontrollen zugelassen werden, was viele Jahre (ca. 5-10 Jahre) in Anspruch nehmen würde".

Es wäre an der Zeit, die Gelegenheit wahrzunehmen, endlich herstellerunabhängige klinische Studien durchzuführen, mit **klaren** und **öffentlich zugänglichen** Ergebnissen. Wenn Impfstoffe und die Aluminiumhilfsstoffe wirklich so harmlos sind, wie es uns die ANM vorgaukelt, dann wäre das **die** Gelegenheit für die Bevölkerung, welche immer kritischer gegenüber der intensiven Impfpolitik wird, sich selbst davon überzeugen zu können. Warum wird dies nicht gemacht?

Wir appellieren aufgrund oben genannter Erkenntnisse, aussagekräftige klinische Studien durchzuführen. Auch vor jeder Neuzulassung sollten folgende Kriterien erfüllt sein:

- Impfstoffe routinemässig unter Verwendung eines echten Placebos (wirkungslose Substanz) in der Kontrollgruppe zu testen;
- Finanzierung **unabhängiger** Studien mit dem Ziel, die Gesundheit von geimpften und nichtgeimpften Menschen zu vergleichen, wie es übrigens auch der Sicherheitsrat Impfstoffe der WHO fordert;
- Verbot aller Studien über die **Sicherhei**t von Impfstoffen, die von der Pharmaindustrie finanziert werden.

Nach der Lektüre dieses Textes besteht kein Zweifel mehr daran, dass Aluminium aus allen Impfstoffen für Kinder und Erwachsene entfernt werden sollte. Zumindest sollte die Verwendung von aluminiumhaltigen Impfstoffen eingestellt werden, bis die Forschung deren Sicherheit an alle Menschen (Schwangere, Kinder und Erwachsene) eindeutig und unabhängig bewiesen hat. Es ist ausserdem zu beachten, dass die Forscher, deren Arbeiten in vorliegenden Text zitiert wurden, nach einer "evidenzbasierten Medizin" (evidence based medicine) verlangen, die das Thema "Impfsicherheit" strenger und gründlicher erforscht.

Abschluss

Sie haben nun einen tiefen Einblick in den Forschungsstand über Aluminium erhalten. Da auf Aluminium in den Impfungen weiterhin nicht verzichtet werden will, muss jeder Mensch für sich selbst, und Eltern für ihre Kinder entscheiden, ob sie sich den Impfungen und dem darin enthalten Aluminium aussetzen wollen. Den Versprechen der Krankheitsbehörden alleinig zu glauben, kann nicht Teil des freien Willens sein. Ausserdem ist Glauben nicht Wissen.

Es liegt nun an Ihnen, sich Ihre Meinung punkto Impfen/Nichtimpfen zu bilden. Sie tragen, wie Eingangs bereits geschrieben, die alleinige Verantwortung für Ihre Handlungen im Zusammenhang mit Ihrer Gesundheit oder der Gesundheit Ihrer Kinder.

Auch wenn man immer wieder zu hören bekommt, dass es so schwierig sei, sich für oder gegen das Impfen zu entscheiden, weil es so viele offene Fragen und Schuldzuweisungen beider Seiten gäbe, ist dem nicht so. Mann und Frau können sich eine eigene Meinung bilden. Dazu braucht es eine zeitliche Investition. Aber wie sagte doch Pfarrer Kneipp bereits vor vielen Jahren:

Wer nicht jeden Tag etwas zeit für seine Gesundheit aufbringt, muss eines Tages viel Zeit für die Krankheit opfern!

Nehmen Sie sich diese Zeit und lesen Sie sich durch das bestehende Wissen, welches sie beim Netzwerk Impfentscheid erhalten. Gerne stehen wir Ihnen für weitere Auskünfte auch persönlich zur Verfügung.

Ihr Netzwerk Impfentscheid Team

Literatur

- Albonico, H.-U., Dr. med.: Gewaltige Medizin. Haupt Verlag
- Bachmair A.: Risiko und Nebenwirkung Impfschaden. Eigenverlag
- Bielau, K., Dr. med.: Hausarzt Natur. Styria Verlag
- Birmanns, J., Dr. med.: Alles aus einem Guss. emu-Verlag
- Bruker, M. O., Dr. med.: Allergien müssen nicht sein. emu-Verlag
- Bruker, M. O., Dr. med.: Biologischer Ratgeber für Mutter und Kind. emu Verlag
- Bruker, M. O., Dr. med.: Erkältungen müssen nicht sein. emu-Verlag
- Bruker, M. O., Dr. med.: Unsere Nahrung - unser Schicksal: emu-Verlag
- Bruker, M. O., Dr. med.: Lebensbedingte Krankheiten. emu-Verlag
- Bruker, M. O., Dr. med. und Ziegelbecker, R.: Vorsicht Fluor. emu-Verlag
- Bruker, M. O., Dr. med.: Zucker, Zucker. Emu-Verlag
- Buchwald, G., Dr. med.: Impfen - das Geschäft mit der Angst. emu-Verlag
- Buchwald, G., Dr. med.: Der Rückgang der Schwindsucht trotz „Schutz"- Impfung. Hirthammer Verlag
- Chaitow, L.: Vaccination and Immunisation. Saffron Walden Verlag
- Cournoyer, C.: Impfschutz für Kinder. Fit fürs Leben Verlag
- Coulter, H. Dr. und Fisher B.: Dreifachimpfung, ein Schuss ins Dunkle. Barthel & Barthel Verlag
- Coulter, H. Dr.: Impfungen, der Grossangriff auf Gehirn und Seele. Hirthammer Verlag
- Delarue, S.: Impfschutz, Irrtum oder Lüge?. Hirthammer Verlag
- Delarue, F. und S.: Impfungen der unglaubliche Irrtum. Hirthammer Verlag
- Egli J. und Emmenegger J.: Felix und Lea, Bilderbuch. Eigenverlag
- Egli J. und Emmenegger J.: Förderung der Eigenheilkräfte. Erhältlich beim Verlag Netzwerk Impfentscheid
- Ehgartner B.: Dirty little secret, Die Akte Aluminium. Ennsthaler Verlag
- Ehgartner B.: Gesund ohne Aluminium. Ennsthaler Verlag
- Enders, N., Dr. med.: Bedrohte Kindheit. Haupt Verlag 1996

- Goebel W., und Glöckler M.: Kinder-Sprechstunde. Verlag Urachhaus
- Graf, F., Dr. med.: Die Impfentscheidung. Sprangsrade Verlag
- Graf, F., Dr. med.: Kritik der Arzneiroutine bei Schwangeren und Kindern: Eigenverlag
- Graf, F., Dr. med.: Nicht impfen, was dann?. Sprangsrade Verlag
- Graf F., Dr. med.: Homöopathie und die Gesunderhaltung von Kindern und Jugendlichen. Sprangsrade Verlag
- Grätz, J.-F., Dr.: Klassische Homöopathie für die junge Familie,. Hirthammer Verlag, zwei Bände
- Grätz, J.-F., Dr.: Sind Impfungen sinnvoll? Ein Ratgeber aus der homöopathischen Praxis. Hirthammer Verlag
- Grätz, J.-F., Dr.: Die homöopathischen Potenzen. Hirthammer Verlag
- Grätz, J.-F., Dr.: Sanfte Medizin. Tisani Verlag
- Grollmann H. und Maurer U.: Homöopathische Selbstbehandlung in Akutfällen. Groma Verlag
- Grollmann H. und Maurer U.: Klassische Homöopathie verstehen. Groma Verlag
- Kneipp, S.: Meine Wasserkur - So sollt ihr leben. Ehrenwirth Verlag
- Kneiss, G., Dr. med.: Impfratgeber aus ganzheitlicher Sicht. Hirthammer Verlag
- Loibner, J., Dr. med.: Impfen—das Geschäft mit der Unwissenheit. Eigenverlag
- McTaggart, Lynne: Was Ärzte Ihnen nicht erzählen. Sensei Verlag
- Mendelsohn, R., Dr. med.: Wie Ihr Kind gesund aufwachsen kann - auch ohne Doktor. Verlag Mahajiva
- Mendelsohn, R., Dr. med.: Männermacht Medizin. Verlag Mahajiva
- Mendelsohn, R., Dr. med.: Trau keinem Doktor: Bekenntnisse eines medizinischen Ketzers. Verlag Mahajiva
- Petek-Dimmer, A., und Emmenegge, J.: Rund ums Impfen. Netzwerk Impfentscheid Verlag
- Petek-Dimmer, A.: Kritische Analyse der Impfproblematik. Band 1 und Band 2. Netzwerk Impfentscheid Verlag
- Plotkin, Orenstein, Dres.: Vaccines. W. B. Saunders Company
- Quast, U., Thilo, W., und Fescharek, R., Dres.: Impfreaktionen. Hippokrates Verlag
- Rauch, E., Dr. med.: Blut- und Säftereinigung. Haug Verlag
- Rauch, E., Dr. med.: Natur- Heilbehandlung der Erkältungs- und Infektionskrankheiten. Haug Verlag

- Reiter Peter: Jede Angst auflösen. Vianova Verlag
- Roy, C. und R.: Kinder mit Homöopathie behandeln. Knaur Verlag
- Renzenbrink, U.: Ernährung unserer Kinder. Verlag Freies Geistesleben
- Rosendorff, A., Dr. med.: Neue Erkenntnisse in der Naturheilbehandlung aus fünfzigjähriger Praxis. Turm Verlag
- Ruesch, H.: Die Pharma-Story - Der grosse Schwindel. Hirthammer Verlag
- Sandler, B., Dr. med.: Vollwerternährung schützt vor Kinderlähmung und anderen Viruserkrankungen. emu-Verlag
- Schär-Manzoli, M., Dr.: Das Tabu der Impfungen. Eigenverlag
- Scheibner, V., Dr.: Impfungen, Immunschwäche und plötzlicher Kindstod. Hirthammer Verlag
- Scheiwiller, E., Dr. med.: Homöopathie bei akuten Erkrankungen und Notfällen. Urban & Fischer Verlag
- Schwarz, R,: Impfen—eine verborgene Gefahr?. Verlag Peter Irl
- Similia: Die Zeitschrift für klassische Homöopathie, Ausgabe 17, 1996, Spezialnummer: Impfschäden. Homöosana AG
- Spiess, H., Dr. med.: Impfkompendium. Thieme Verlag
- Splittstoesser, W., Dr. med.: Goldrausch, Oder die Frage: Sind Impfungen notwendig, geeignet und zumutbar?. Eigenverlag
- Studer, H.-P., Dr. oec.: Impfen. Ratgeber Konsumentenschutz
- Tolzin, H.: Die Tetanus Lüge. Tolzin Verlag
- Tolzin, H.: Die Seuchen-Erfinder. Tolzin Verlag
- Trappitsch, D.: Impfen. Nietsch Verlag
- Trappitsch, D.: Entsäuerung. ARGO Verlag
- Zoebl, M., Dr. med.: Lesen Sie dieses Buch bevor Sie *Impfling*. Verlag Netzwerk Impfentscheid

*Alle diese Bücher, inklusiv das vorliegende Buch, sowie die vierteljährliche Zeitschrift **impf-report** können bei Netzwerk Impfentscheid bzw. bei den verschiedenen impfkritischen Organisationen, bestellt werden. Bitte fordern Sie unseren kostenlosen Bücherkatalog und Flyers über die Impfproblematik an.*

Verlag Netzwerk Impfentscheid
Wetti 41, CH-9470 Buchs, Tel. +41(0)81633 122 6
E-Mail: info@impfentscheid.ch

Wichtige Adressen

Es gibt in fast allen Ländern impfkritische Organisationen. Die meisten sind miteinander vernetzt und tauschen Informationen aus. In der Schweiz, in Deutschland und Österreich finden regelmässig Impfforen statt. Es ist noch viel Abklärungs- und Aufklärungsarbeit zu leisten. Gesundheit und Wohlergehen sind das Ziel dieser Organisationen. Dieses Nachschlagewerk soll einen kleinen Beitrag dazu leisten.

Schweiz

Netzwerk Impfentscheid, Wetti 41, CH-9470 Buchs, +41 (0)81 633 122 6, www.impfentscheid.ch, info@impfentscheid.ch

Österreich

AEGIS Österreich, A-8563 Ligist 89, www.aegis.at, info@aegis.at
Tel. (+43) 03143 297 313, Fax (+43) 03143 29734,

Luxembourg

AEGIS - Luxembourg, BP 120, L-8303 Cap, www.aegis.lu, Tel./Fax: +352 2739 7681, contact@aegis.lu

Deutschland

- Schutzverband für Impfgeschädigte e. V. Beethovenstr. 27, D-58840 Plettenberg, www.impfschutzverband.de, Fon: 0049 (0)2391 / 10626, Fax 0049 (0)2391) 609366, SFI-EV@t-online.de
- Libertas & Sanitas e. V., Postfach 1205, D 85066 Eichstätt www.libertas-sanitas.de, Fon: 0049 (0)8421) 903707 Fax (08421) 90761, E-Mail: info@libertas-sanitas.de
- Netzwerk für unabhängige Impfaufklärung (NEFUNI), Widdersteinstr. 82, D-71083 Herrenberg, Fon (+49) 0791/2041 124-7, Fax (+49) 0791/2041 124-8, moderator@impfkritik.de

Südtirol/Italien

AEGIS Südtirol, Koflerstrasse 16, I- 39030 Pfalzen, Tel.: 0039 0474 528 256, info@aegis-tirol.it

Vermittlung von wirtschaftsunabhängigen, ärztlich geprüften GesundheitsberaterInnen GGB

Deutschland, Österreich und Südtirol
Gesellschaft für Gesundheitsberatung GGB e.V., Dr.-Max-Otto-Bruker-Strasse 3, D-56112 Lahnstein/Rhein, www.ggb-lahnstein.de, info@ggb-lahnstein.de Tel. (+49) 02621 9170 17 u. 18, Fax (+49) 02621-9170-33

Schweiz
GoGE Schweiz, www.goge-schweiz.ch, Beratungen: info@goge-schweiz.ch, Tel. +41 (0)43 311 56 45

Kritische Impfkreise/Impfstammtische

Sich regelmässig treffen und austauschen, wichtige Fragen beantwortet bekommen, Erfahrungen austauschen und vieles mehr findet an einigen Orten in der Schweiz aber auch Deutschland, Österreich und anderen Ländern statt.

Infos erhalten Sie auf der Website www.impfkreise-impfen.eu

Das Netzwerk bietet eine Ausbildung als zertifizierte/r ImpfkreisleiterIn an. Dieser Kurs dauert 3 Tage und wird mit einer Abschlussprüfung abgeschlossen.

Ausserdem betreut das Netzwerk Impfentscheid die Impfstammtische nicht nur, sondern fördert sie stark. Möchten Sie auch einen ins Leben rufen? Bei Interesse nehmen Sie bitte mit dem Netzwerk Impfentscheid Kontakt auf.

Das Netzwerk Impfentscheid in Facebook:
Siehe http://impfentscheid.ch/social-media/

Impfen - Segen oder doch ein Problem?

Die wichtigste Aufgabe, welche wir uns als Verein gesetzt haben, ist die gezielte Aufklärung über Impfungen sowohl bei Menschen als auch bei Tieren, über die Gefährlichkeit und Wirkungslosigkeit der Impfungen. Deshalb bieten wir Vorträge an. Die Vorträge richten sich in erster Linie an Eltern mit Kindern, Ärzte und Menschen aus dem Gesundheits- und Erziehungswesen. Je nach Zielgruppe ist der Inhalt des Vortrages entsprechend angepasst. Rufen Sie uns bitte an, wenn Sie einen Vortrag in Ihrer Nähe wünschen. Für Ärzte, Krankenschwestern, Hebammen usw. und für Therapeuten verschiedener Heilrichtungen halten wir sowohl Vorträge als auch Fortbildungen zum Thema Impfen.

Auf der Homepage der jeweiligen impfkritischen Organisationen sind die aktuellen Daten der öffentlichen Vorträge laufend ausgeschrieben, sowie in der neuesten Ausgabe der Zeitschrift **impf-report.** Gerne geben wir auch telefonisch Auskunft. Es ist uns ein Anliegen, möglichst viele Menschen zu erreichen.

In den einzelnen deutschsprachigen Ländern finden regelmässig ganztägig Impfforen mit internationalen Referenten statt.

Mitgliedschaft bei einer länderspezifischen impfkritischen Organisation

Sie sind ganz herzlich eingeladen, Mitglied eines länderspezifischen impfkritischen Vereins zu werden. Damit werden Sie durch regelmässige Infos, (z.B. die Zeitschrift **impf-report)** zu den Themen Impfen, Gesundheit und Ernährung informiert. Und Sie helfen somit bei der Wahrung der Impffreiheit, die in vielen Ländern immer mehr eingeschränkt werden soll.

Infos erhalten Sie hier:

Netzwerk Impfentscheid
Wetti 41, CH-9470 Buchs, Tel.(+41) 081 633 122 6
E-Mail: info@impfentscheid.ch, www.impfentscheid.ch

Internetlinks

- www.impfentscheid.ch — Offizielle Website des Netzwerkes Impfentscheid
- www.impfkritik.de — Umfangreiche gut recherchierte Seite von Hans Tolzin
- www.impf-report.de — Zeitschrift zum Thema Impfen (Mit gliederzeitschrift Netzwerk Impfent scheid)
- www.rolf-kron.de — Sehr umfangreiche und empfehlenswerte Seite eines Arztes
- www.impfschaden.info — Umfangreiche Sammlung
- www.impf-info.de — Grundlegende Impfinfos
- www.impffreiheit.de — Homepage zu Tierimpfungen
- http://www.ehgartner.blogspot.de/ sehr informative Seite von Bernd Ehgartner (Aluminium)
- www.groma.ch — gute Quellen auf der Suche nach Impfschäden und Impfinformationen
- www.artis-seminare.ch — Impfsymposiumorganisation
- www.chemtrails-info.de/impfaberglauben/impfspiegel.htm 300 Aussprüche ärztlicher Autoritäten über die Impffrage
- www.wahrheitsnetz.com — Salzburger Vereinigung impfkritischer Gruppen (Studie ungeimpft/ geimpft)
- www.Klagemauer.tv — Videos zum Thema
- www.alpenparlament.tv — Die Internetplattform für alternative Infos, auch zum Impfen

Weitere Links finden Sie über Google.

Bücher aus dem Verlag Netzwerk Impfentscheid

Kleinbuchreihe Impfen

Mit dieser Kleinbuchreihe Impfen möchte das Netzwerk Impfentscheid die weitläufige und sehr oft kontrovers diskutierte Thematik des Impfens mittels einfach, aber dennoch verständlich zu lesender, kleiner Bücher dem breiten Publikum zugänglich machen. Durch das Lesen dieser Bücher mit maximal 100 "All-inclusive" Seiten verschafft man sich über ein spezifisches Thema sehr schnell die Übersicht, um seine eigene Meinung bilden und weitere Entscheide fällen zu können.

CHF 6.90
Euro 4.90

<table>
<tr><td>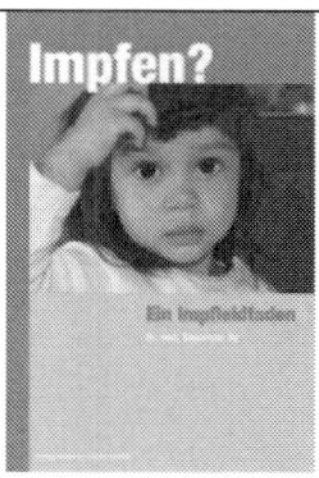
</td><td>Grundidee zur Kleinbuchreihe. Verfasst von einem Arzt, der seine jahrzehntelange Erfahrung in das Buch einfliessen lässt. Er streift dabei viele verschiedene Themen.
Ein Muss für den Einstieg, ein Sollen für die Meinungsbildung und ein Wollen fürs Weitergeben im Umfeld.
Diese Buch öffnet im Bereich der Impfungen mehrfach die Augen. Es erlöst vom blinden Glauben an den Arzt und die Impfungen.</td></tr>
<tr><td>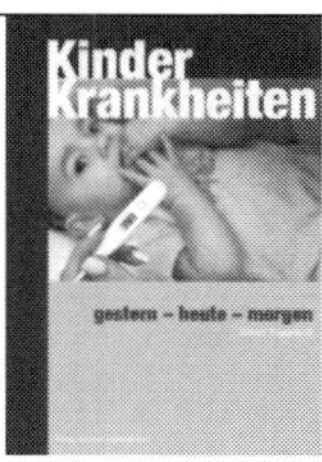
</td><td>Angst vor Kinderkrankheiten? Weshalb? Haben Sie schon mal die Angst beiseite geschoben und hinter diese geschaut?
Waren die Impfungen „Schuld“ am Verschwinden der Krankheiten? Sind diese richtig behandelt wirklich so gefährlich? Ist es nicht eher so, dass Fieber– und Hautausschlagsunterdrückung gefährlich sind?
Lesen Sie dieses Buch, verlieren Sie Ihre Angst durch Wissen!</td></tr>
<tr><td>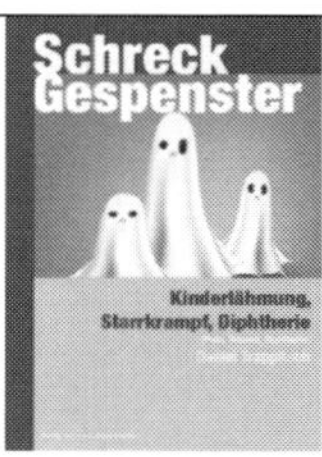
</td><td>Ja, aber Tetanus muss man schon impfen! Ist dem wirklich so oder liegt man hier einer professionellen Angstmacherei auf?
Was war Polio wirklich? Wie gross ist die heutiger Gefahr?
Diphtherie und Elend — eine unheilige Allianz, aber nicht mehr für uns. Warum?
Dogmen halten sich so lange, bis niemand mehr an sie glaubt. Kennen Sie das Schlossgespenst Casper?</td></tr>
</table>

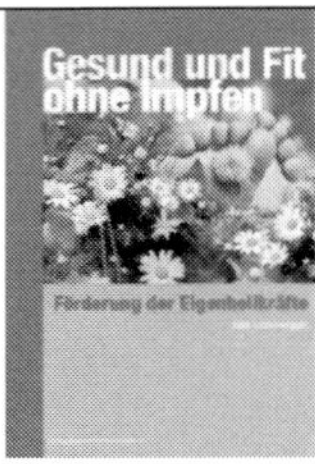	Der Titel *Gesund und fit – ohne Impfen!* kann in Anbetracht der offiziellen Lehrmeinung provokativ, unglaubhaft oder sogar unseriös wirken. Das Buch enthält aber viel Wissenswertes zum Thema natürliche Prävention. Julia Emmenegger geht in ihrem Kleinbuch in bewährter Manier kurz und bündig auf die Zusammenhänge der Förderung der eigenen Gesundheit ein. Ein weiteres Werk aus der Kleinbuchreihe-Impfen, welches hilft, die Verantwortung wieder in die eigenen Hände zu nehmen....
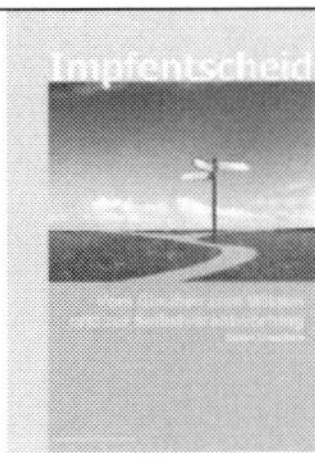	Der eigene Impfentscheid muss gewährleistet sein, denn er setzt Wissen und Aufklärung voraus. Sogar rechtlich ist es so, dass ein Arzt ausführlich über Risiken und Nebenwirkungen aufklären muss. Da dies aber äusserst selten der Fall ist, aber äusserst wichtig wäre, wurde dieses Kleinbuch verfasst, damit Sie selber diesen Impfentscheid fällen können.
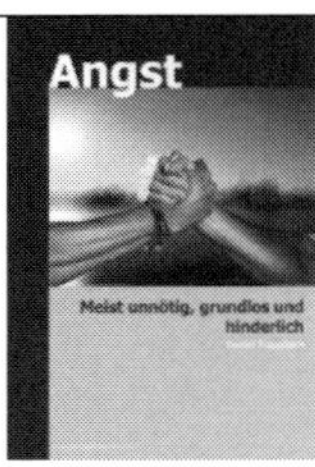	**Meist unnötig, grundlos und hinderlich.** Die Angst ist ein ständiger Begleiter der Menschen. Viele Menschen verharren in der Angst. Aktuell vor allem in Bezug auf Ebola. Ist diese Angst vor Krankheiten aber nötig? Braucht es sie, um klar und emotionslos entscheiden zu können? Oder ist sie hinderlich? Dieses Kleinbuch geht der Angst an den Kragen. Lösen Sie Ihre Ängste auf! Packen wir es an!
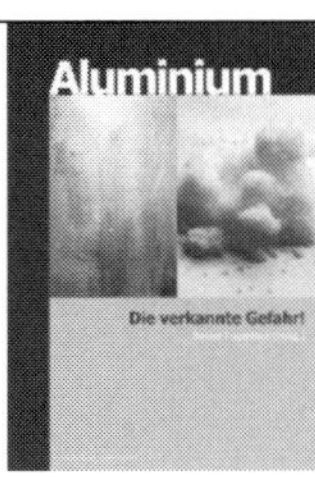	Aluminium ist aus unserem täglichen Leben nicht mehr wegzudenken. Aluminium hat jedoch nichts direkt am oder gar im Menschen verloren. Aluminium ist eine tote Substanz, sie hat keinerlei Beziehung zum gesunden natürlichen Stoffwechsel. Vor allem in Impfungen sind die darin enthaltenen Alu-Verbindungen eine grosse Gefahr für die Gesundheit, da sie schwere Schäden hervorrufen. Dieses Kleinbuch enthält die wissenschaftliche Arbeit des Netzwerk Impfentscheid Teams.

Weitere Kleinbücher sind in Arbeit.

Infos auf der Website: www.kleinbuchreihe-impfen.eu

Sach- und Fachbücher aus unserem Verlag/Angebot

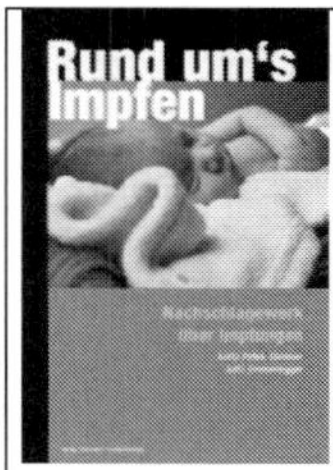

7. Auflage
240 Seiten
kartoniert
CHF 19.90
€ 15.50

Um zu einem tragfähigen Entscheid für oder gegen das Impfen zu kommen, müssen sich die Eltern durch etliche Literatur durchlesen. Dies ist nicht immer einfach. Einerseits fehlt die dafür nötige Zeit und andererseits oft auch die Geduld. Viele Bücher sind zudem oft so geschrieben, dass sie für Laien schwer verständlich sind.

Mit dem Buch *„Rund ums Impfen"* liegt eine impfkritische Lektüre vor, die den Eltern auf leicht verständliche Art die Thematik und vor allem aber auch die Problematik des Impfens näher bringt.

Die beiden Autorinnen, Anita Petek-Dimmer und Julia Emmenegger haben aus ihrer Beratungs-, sowie Kurs- und Vortragstätigkeit die wichtigsten Fragen zum Thema Impfen in kurzer und bündiger Form verständlich dargelegt. *„Rund ums Impfen"* ist ein Nachschlagewerk, in dem jede Krankheit mit ihren Behandlungsmöglichkeiten, sowie die dazugehörige Impfung mit Zusatzstoffen, Nebenwirkungen, etc. genau beschrieben wird.

Für Eltern, die sich für das Impfen entscheiden, werden Hinweise gebracht, wie man am besten vorgeht. Das Buch enthält ausserdem alle aktuellen Impfpläne aus dem deutschsprachigen Raum, sowie Adressen von deutschsprachigen Organisationen der verschiedenen Länder, die umfassend und kritisch über das Thema Impfen aufklären.

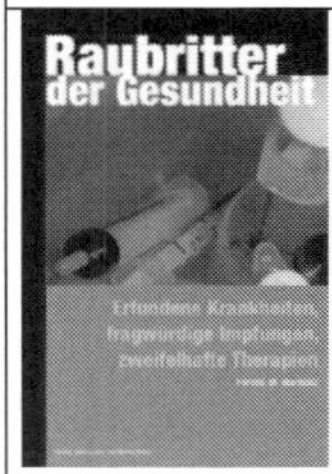

292 Seiten
kartoniert
CHF 27.50
€ 19.90

„Raubritter der Gesundheit" ist für Eltern und Menschen geschrieben, denen die gesundheitliche Zukunft ihrer Kinder, ihrer Familie und Freunde am Herzen liegt.

Der Autor, seit 20 Jahren Medizin-Produkte-Berater und begeisterter Freizeitsportler, hinterfragt als Vater von drei Kindern, einschliesslich einem impfgeschädigten Sohn in einer für den Leser einfachen und verständlichen Sprache den akuten Zustand unserer schwerkranken Gesundheitssysteme.

Er beleuchtet dabei eine Reihe hochbrisanter, medizinischer Dogmen wie z.B. das Impfen, das heute von der breiten Masse unserer Ärzte nach wie vor als zuverlässige und ungefährliche Krankheitsprävention vertreten wird.

Dadurch wird der kritische Blick hinter den modernen, industrialisierten Medizinbetrieb für den Leser zu einer Abenteuerreise, auf der unfassbare Geschichten erzählt und aufgearbeitet werden, die das wahre Leben schrieb.

Ein Buch für jeden, der seine Gesundheit und die seiner Kinder verantwortungsvoll in die eigenen Hände nehmen möchte. Ein Buch, das aufrüttelt, provoziert aber auch zum sachlichen Dialog einlädt.

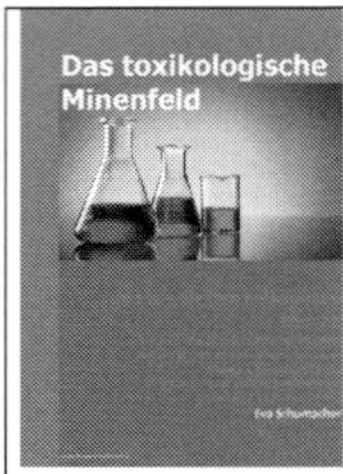

Dieses Buch zeigt die ganze Palette der Vergiftungen um, am und im Menschen auf. Diese Kreativität zeigt fast keine Grenzen. Lesen sie zu Amalgam, Aluminium, Fluor, Jod, Aspartam und vielem mehr.

Lesen sie aber auch, wie Sie sich davor schützen und allenfalls Ablagerungen ausscheiden können.

ca. 270 Seiten CHF 25.90 € 18.90

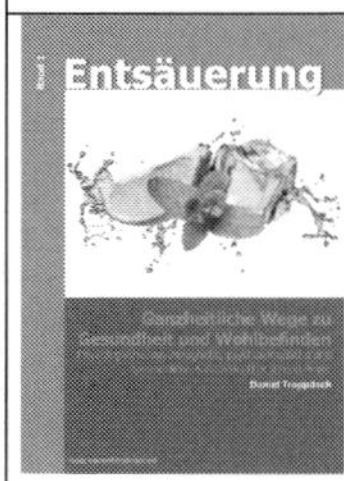

Band 1: ca. 220 S.
CHF 22.90
€ 17.90
Band 2: ca. 190 S.
CHF 18.90
€ 14.90

Die Übersäuerung muss mittlerweilen zur Volkskrankheit Nr. 1 gezählt werden, auch wenn dies von der wissenschaftlichen Seite her immer wieder dementiert wird. Die Übersäuerung entsteht jedoch nur zu einem kleineren Teil durch die falsche Ernährung. Wesentlich wichtiger sind die eigenen Gedanken und Emotionen. Aber auch das Impfen übersäuert.

In diesen beiden Büchern wird die Übersäuerung grob– und feinstofflich in Zusammenhang mit vielen Krankheiten gebracht.

Band 1 ist das Grundlagenwerk mit den notwendigen Informationen, um die ganzen Zusammenhänge zu verstehen.

Band 2 bringt viele einzelne Krankheiten in Zusammenhang mit einer möglichen Übersäuerung.

Eine Fundgrube von Wissen... für Laien und Therapeuten.

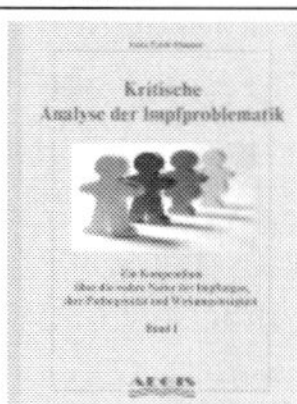

Je ca. 420 Seiten, gebunden.

Band 1 oder 2:
CHF 27.90
€ 23.90

Band 1 und 2:
CHF 49.90
€ 42.90

MG Netzwerk Impfentscheid:
Band 1 und 2:
CHF 42.90
€ 39.90

Kritische Analyse der Impfproblematik

Ein Kompendium über die wahre Natur der Impfungen, ihre Pathogenität und Wirkungslosigkeit

Die Autorin war im deutschsprachigen Raum bestens bekannt als profunde Kennerin des Impfwesens. Mehr als zwanzig Jahre befasste sie sich eingehend mit dieser Thematik. Diese beiden Bände sind aufgrund eines intensiven Literaturstudiums sowie zahlloser Diskussionen mit Ärzten, Biologen und Immunologen entstanden. Mit ihrer Fülle an Material gibt es derzeit kein vergleichbares Buch zu diesem Thema auf dem Büchermarkt. Die beiden Bücher sind mit ihren ausführlichen und reichlichen Quellenangaben auch eine wertvolle Hilfe für diejenigen, die sich weiter in die Materie vertiefen wollen. Besonders für Therapeuten sind sie in ihrer täglichen Arbeit als grosse Stütze gedacht.

In **Band 1** sind sämtliche für unsere Kinder empfohlenen Impfungen, einschliesslich Grippe, Pneumokokken und Meningokokken, detailliert beschrieben. Angefangen von der Geschichte der einzelnen Krankheiten, deren Behandlung und eventuellen Komplikationen wird über die dazugehörigen Impfstoffe, deren jeweiligen Nebenwirkungen, Zusatzstoffe sowie ausführlich über die Wirksamkeitsstudien berichtet.

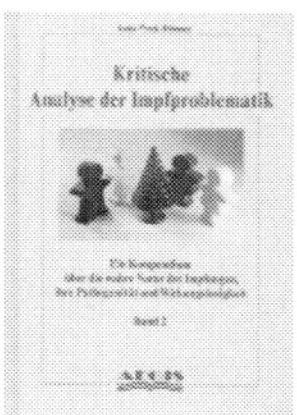

In einem eigenen, grossen Kapitel wird der Frage über die wahre Ursache von Krankheiten nachgegangen. Bei einem Blick zurück in die Geschichte der Impfungen beschreibt die Autorin die verhängnisvolle Wende in der Medizin, welche durch Louis Pasteur und Robert Koch eingeleitet wurde und welche die heutige Medizin in eine Sackgasse geführt hat. Sehr ausführlich geht sie auf den Pleomorphismus ein, also auf die wirkliche Rolle und Aufgabe der Mikroben in unserem Organismus. Wenn man diese grundlegenden Dinge verstanden hat, weiss man auch, wieso die Antigen-Antikörper-Theorie nicht stimmen kann.

In **Band 2** sind alle 2006 erhältlichen Reiseimpfungen ebenso ausführlich beschrieben wie im ersten Band die Allgemeinimpfungen. Als bisher erstes Buch im deutschsprachigen Raum enthält es zudem sämtliche Tierimpfungen, detailliert beschrieben und mit vielen Beispielen versehen. Ein grosses Kapitel ist den Impfzusatzstoffen gewidmet, ihrer Bedeutung, Herkunft und Wirkung auf den Menschen, bzw. die Tiere. Eine Sammlung dieser Fakten ist bislang einzigartig in der Literatur.

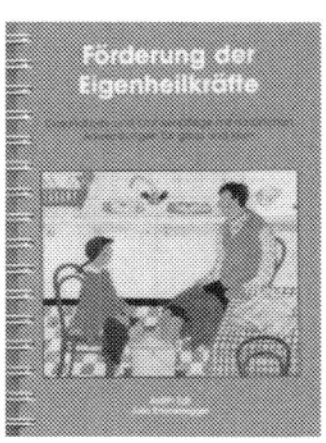

7. Auflage
220 Seiten
Ringbuch

CHF 32.00
€ 23.00

Förderung der Eigenheilkräfte
Gesundheits- und Krankenpflege mit natürlichen Anwendungen für Gross und Klein
Dieses Buch gehört in jeden Haushalt.
Hier finden Sie altes Wissen unserer Grossmütter, das in Vergessenheit zu geraten droht.

Viele Menschen stehen bei alltäglichen gesundheitlichen Störungen ratlos da. Sie wissen sich und ihren Kindern nicht zu helfen. Dieses Buch erörtert die Grundlagen zur Gesunderhaltung. Es zeigt auf, wie mit einfachen Massnahmen wie Bädern, Wickeln, Kräuteranwendungen, angepasster Ernährung, der nötigen Ruhe und einer positiven Lebenseinstellung die Eigenheilkräfte angeregt werden können, um die Selbstheilung einzuleiten. Dazu braucht es keine besonderen Einrichtungen oder kostspieligen Anschaffungen. Das Vorgehen und die korrekte Handhabung der Heilmethoden sind für alle erlernbar.

Die Autorin gibt regelmässig Kurse, an denen dieses Wissen anschaulich demonstriert und weitergegeben wird.

<table>
<tr>
<td>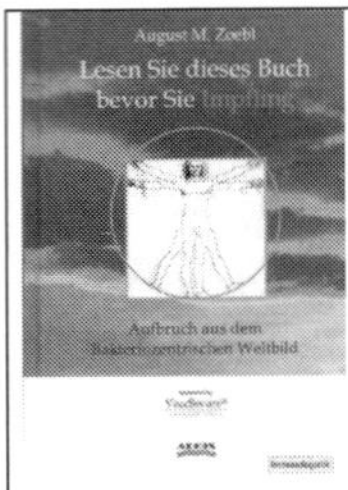

208 Seiten
gebunden
CHF 18.90
€ 14.90</td>
<td>Die Frage „Soll ich impfen oder nicht?" ist nicht lösbar, solange wir noch immer glauben, dass der Erreger einen Eindringling darstellt und das Immunsystem der Abwehr von Erregern dient. In dem Moment, in welchem wir erkennen, dass der Erreger ein unverzichtbarer Teil des Immunsystems ist und beide zusammenarbeiten, verschwindet unsere Angst vor Erregern und damit auch die Notwendigkeit des Impfens ins absolute Nichts. Die Erregerangst verschwindet so, wie die Angst der alten Seefahrer vor dem Hinunterfallen von der Erdscheibe in dem Moment verschwand, als man erkannte, dass die Erde keine Scheibe, sondern eine Kugel ist. Nicht das Immunsystem war unvollkommen, sondern unsere Sichtweise vom Immunsystem.
Es geht nicht darum, etwas zu verändern oder zu verbessern, sondern darum, aus einer selbst gemachten Furcht aufzuwachen.</td>
</tr>
<tr>
<td>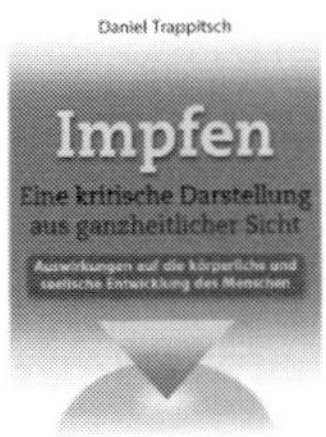

270 Seiten
Hardcover
CHF 25.90
€ 18.00</td>
<td>Aus ganzheitlicher Sicht werden gegen Impfungen sehr kritische Einwände erhoben. Sie stören nicht nur das Gleichgewicht unseres Immunsystems und können zu Folgekrankheiten wie Allergien und Entzündungen führen, sondern Impfungen behindern die ganzheitliche Entwicklung, vor allem die des Kindes, mit den entsprechenden Auswirkungen bis ins Erwachsenenalter.
Dieses Buch ist eine umfassende Bestandsaufnahme zum Thema „Impfen". Es beleuchtet das Impfen aus grob– wie auch feinstofflicher Sicht.</td>
</tr>
</table>

Verlangen Sie unseren umfangreichen Buchkatalog mit vielen weiteren Bücherempfehlungen rund um die Themen Impfen, Gesundheit und Wissen

Erhältlich beim Netzwerk Impfentscheid | Wetti 41 | 9470 Buchs
+41 (0)81 633 12 26 | info@impfentscheid.ch

Wir Impfen Nicht!

Ein Dokumentarfilm von Michael Leitner

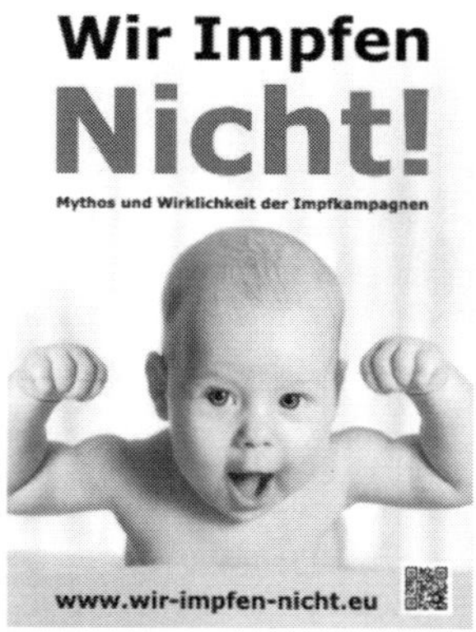

Die Schweinegrippe brachte es an den Tag: Panikmache vor Viren ist Marketing für die Produkte der weltweit operierenden Pharma-Riesen! Aber war das weltweite Schauspiel um hunderte Millionen bestellter Dosen der „Pandemie-Impfstoffe" mit ihren dubiosen Wirkverstärkern ein einmaliger Ausrutscher der globalen Gesundheitspolitik? Oder steckt am Ende mehr dahinter?

Impfungen gelten als größter Erfolgt der Medizin. Doch sind sie wirklich ein umfassender und sicherer Schutz vor gefährlichen Krankheiten? Immer mehr Indizien und Beweise zeigen: Die Gefährdung durch jene Krankheiten, vor denen Impfungen angeblich schützen sollen, stehen in keinem Verhältnis zu den Nebenwirkungen der Präparate!

Besonders auffallend ist das bei Kindern. In Deutschland wuchs die Anzahl der Impfdosen im 1. Lebensjahr seit 1972 von 1 auf 34! Parallel dazu explodierte die Anzahl chronischer Erkrankungen bei Kindern: Rheuma, Krebs; vor allem aber Allergien, Infektanfälligkeit und Verhaltensauffälligkeiten wie AD(H)S.

Ursache dafür sind die Zusatzstoffe in den Impfungen, vor allem die Aluminium-Verbindungen. Umgerechnet aufs Körpergewicht enthält eine Säuglingsimpfung wie Infanrix Hexa pro kg Körpergewicht das 23-fache an Aluminium wie Twinrix, ein Impfstoff für Erwachsene! So viel Gift braucht es, um aus dem Körper eines Babys, das seine Immunfunktionen erst noch entwickeln muss, mit chemischer Gewalt eine „Impfreaktion" herauszupressen.

Der Film rollt die größten Skandale mit Impfstoffen auf und erklärt parallel dazu, wo bei Impfungen überall getrickst wird:

Impfstoffe müssen beim Zulassungsverfahren gar nicht beweisen, dass sie vor einer Erkrankung schützen. Nur mit Hilfe von „Verstärkerstoffen" gelingt es, eine allgemeine Immunreaktion zu provozieren, die als Wirksamkeitsnachweis ausreicht.

Nicht Impfungen haben die großen Seuchen ausgerottet, das beweisen Zahlen des Statistischen Bundesamtes. Seuchen grassieren stets, wenn die Menschen Not leiden; die Einführung von Impfungen hat auf die Häufigkeit von Infektionserkrankungen keinen statistisch erfassbaren Einfluss!

Zulassungsstudien werden so gemacht, dass Nebenwirkungen mit Tricksereien und Betrug kaschiert werden: „Placebos" entpuppen sich als Aluminiumlösung.

Kommt es bei einem Impfstoff zu katastrophalen Nebenwirkungen mit Todesopfern, wird dies der Öffentlichkeit verschwiegen.

Wir Impfen Nicht - die „Guckimpfung" gegen die inflationäre Impferei. Dokumentation, Spielzeit: 100 Min, PAL, 16:9.